비만은
병이다

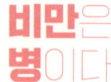

비만은 병이다

초판 1쇄 발행 2025. 6. 27.

지은이 전승엽, 안현지
펴낸이 김병호
펴낸곳 주식회사 바른북스

편집진행 황금주
디자인 김민지

등록 2019년 4월 3일 제2019-000040호
주소 서울시 성동구 연무장5길 9-16, 301호 (성수동2가, 블루스톤타워)
대표전화 070-7857-9719 | **경영지원** 02-3409-9719 | **팩스** 070-7610-9820

・바른북스는 여러분의 다양한 아이디어와 원고 투고를 설레는 마음으로 기다리고 있습니다.

이메일 barunbooks21@naver.com | **원고투고** barunbooks21@naver.com
홈페이지 www.barunbooks.com | **공식 블로그** blog.naver.com/barunbooks7
공식 포스트 post.naver.com/barunbooks7 | **페이스북** facebook.com/barunbooks7

ⓒ 전승엽, 안현지, 2025
ISBN 979-11-7263-453-7 03510

・파본이나 잘못된 책은 구입하신 곳에서 교환해드립니다.
・이 책은 저작권법에 따라 보호를 받는 저작물이므로 무단전재 및 복제를 금지하며,
이 책 내용의 전부 및 일부를 이용하려면 반드시 저작권자와 도서출판 바른북스의 서면동의를
받아야 합니다.

비만은 병이다

1만 명 다이어트 진료 경험 의사의
관리형 다이어트병원 이야기

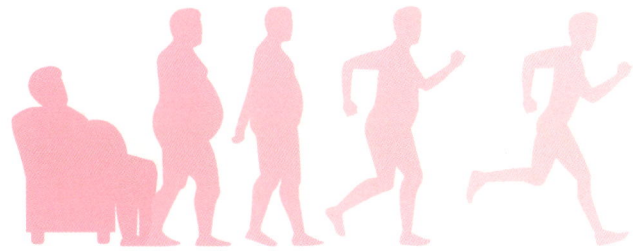

전승엽
안현지
지음

굶어서는
해결되는 병이
아니다

한 방이 아닌
지속 가능한 다이어트를
위한 솔루션

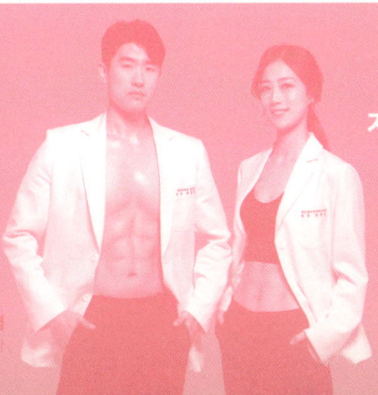

프롤로그

진료실에서 수천 명의
체중상담을 하며 느낀 점

저희 집의 7살 아들조차 영양성분을 따지고 다이어트 수칙을 줄줄 외울 만큼 저희 집은 다이어트와 떼려야 뗄 수가 없는 관계입니다.

3년 전에는 '다이어트 도와주는 의사가 뱃살이 있으면 안 되지' 하며 바디프로필 사진 촬영에 도전을 했었고 4년 전에는 졸저 《나는 다이어트 주치의가 있다》를 출간한 바 있습니다. 이후 지속적으로 블로그에 비만치료에 대한 칼럼을 쓰면서 지금 자리에서만 비만치료를 한 지 6년 가까이 되어 갑니다.

'관리형 다이어트 병원'이라는 슬로건 아래 일회성 약 처방이 아닌 평생 동안의 체중관리를 맡긴 누적 회원도 5,000명에 가깝고 다이어트약 처방 진료까지 더하면 도합 1만 명에 가까운 비만진료를 보았습니다.

언뜻 보면 흔하게 주위에서 볼 수 있는 동네 가정의학과 병원이지만 전국 각지에서 기차를 타고 와서까지 각자의 체중에 대한 상담을 하러 오시는 것을 보면 비만치료 전문병원으로 인정을 받은 것 같아 내심 뿌듯합니다.

요사이에 비만치료, 혹은 다이어트 시장에 정말 많은 점이 바뀌었습니다.

먼저 우리나라의 비만 인구가 정말 많이 늘었습니다. 식단의 서구화, 먹방의 유행, 음식 배달의 일상화처럼 많은 이유가 있겠지만 무엇보다 코로나바이러스의 대유행이 이를 가속화한 측면이 있습니다.

개인들의 비만에 대한 관심과 경각심도 많이 늘었습니다. 단순히 적게 먹고 많이 움직이는 정도의 문제가 아니라는 점을 깨닫고 적극적인 개입을 받기 위해 비만치료를 알아보는 분들이 많아졌습니다. 하지만 현실에서는 왜곡된 비만치료 사례를 많이 볼 수 있습니다.

먼저 다이어트약을 처방하는 병원들의 자정 노력이 부족했습니다. 지난 20년간 각성을 유발하는 향정신의약품 계열의 식욕억제제를 다소 자유롭게 사용하면서 의학적 체중관리가 아닌 일회성 식욕억제제 처방에 기댄 측면이 컸습니다. 다이어트약의 부작용이 대서특필되고 병원 다이어트에 대한 안 좋은 선입견이 커진 이유인데, 최근에는 이런 향정신성 식욕억제제 과다 처방 병원 몇 군데가 검찰 조사를 받기도 했습니다.

다이어트 영양제는 또 왜 이리 넘쳐날까요. 틀기만 하면 건강프로그램에서는 살을 빼라고 하죠. 채널을 돌리면 기다렸다는 듯이 홈쇼핑에서 그 '체지방 감소에 도움을 줄 수' 있는 영양제를 팔고 있습니다. 한편, 병원이 아닌 가장 큰 다이어트 업체는 이제 대놓고 다이어트 관련 방송 프로그램을 만들어서 협찬을 시작하였습니다.

이뿐인가요. 어떤 다이어트 한의원은 500만 원, 1,000만 원권으로 결제를 유도해 놓고 사후관리 없이 비대면으로 한약을 배송한다고 하더군요. 한마디로 다이어트 시장이 참 혼탁한 상황입니다.

하지만 지난 몇 년 동안 반가운 소식도 있습니다. 장기 안전성을 확보한 비만치료제들의 처방량이 점점 늘고 있고 강한 식욕억제제들을 사용하는 병원들의 입지가 좁아지고 있습니다. 말로만 듣던 비만치료제들이 속속 등장하고 새로운 신약도 계속해서 국내에도 출시가 될 것으로 보입니다.

새로 나올 계열의 비만치료제들이 혈압이나 혈당수치, 콜레스테롤 수치를 확연하게 개선시키고 심혈관계 질환으로부터 보호하는 결과를 보이면서 앞으로는 혈압약보다 비만치료제를 우선 사용하게 하는 날이 올지도 모릅니다.

저는 이러한 사례들과 발전하는 의학 연구에 비추어 감히 말씀드리건대, 단연코 병원에서 하는 다이어트가 가장 건강한 방법이라고 생각합니다. 우리는 다가오는 비만치료의 새 시대의 초입에 와 있습니다. 오랫동안 해온 방식으로 상술이 앞선 다이어트 시장에 몸을 맡기지 않고 비만치료제 신약들을 잘 쓸 수 있도록 가이드하는 병원에서 체중관리를 하시길 권장드립니다.

이 책이 그런 달라지는 시대에 마중물이 되었으면 하는 작은 바람을 가져보며 독자 여러분의 건강한 체중관리에 많은 도움이 되었으면 좋겠습니다.

목차

프롤로그 진료실에서 수천 명의 체중상담을 하며 느낀 점

살다 보면 누구나 언제든지
올라갈 수 있는 체중

비만은 병이다	17
대부분 다이어트를 언제 결심할까?	21
나잇살이라고 방치하는 시대는 지났다	25
소아청소년 비만이야말로 평생 관리가 필요하다	29
엄마도, 언니도, 딸도 데려오는 다이어트	34

나는 왜 살이 찔까?
나를 이해하는 5가지 열쇠

사회형 비만: "먹고 싶어서가 아니라, 어쩔 수 없이 먹어요." 41
중독형 비만: "단 거 없으면 못 살겠어요." 46
스트레스형 비만: "마음이 힘들 때, 배가 고파요." 51
섭식장애형 비만: "참다 참다 결국 폭식해요." 55
저진행형 비만: "많이 안 먹는데 왜 안 빠질까요." 59

내 몸을 망치는 다이어트 vs
내 몸을 살리는 다이어트

다이어트 업체의 진실 67
지방분해 시술이나 비만대사수술은 어떻게 될까? 71
비대면 다이어트 한약 배송이라니 76
병원 다이어트약 처방전을 볼 때 확인해야 할 것들 80
넘쳐나는 다이어트 영양제 84

식욕억제제가 아닌 비만치료제의 시대

병원에서만 파악 가능한 체중증가의 숨은 원인들	91
병원 다이어트약보다 한약이 더 안전한 게 아니었어요?	95
대비만치료제 시대로의 진입	100
혈압약을 쓰기 전에 비만치료제를 먼저	104
비만치료제를 이용한 평생 체중관리의 개념	108

주치의가 체중을 일생 동안 관리해 준다면 얼마나 좋을까?

다이어트의 핵심은 누군가의 개입이다	115
다이어트는 프로젝트다	119
병원에 오기 전후로 적어도 1~2가지는 바뀌어야 한다	123
체중을 전담해서 관리해 주는 주치의 병원	127
고도비만 다이어트도 병원에서	132

관리형 병원 다이어트의 좋은 사례들

부모님이 딸을 위해 먼저 시작한 병원 다이어트	141
학원강사 20년 동안 20kg 찐 선생님 이야기	145
전신 지방흡입도 다 해본 40대 남자의 다이어트 성공기	149
수험생 다이어트 이야기	152
우울증약 때문에 올라간 체중, 늪에 빠진 느낌이에요	156

혼자서도 유지어터로 잘 살아가는 꿀팁

요요를 방지하기 위한 몇 가지 마인드	163
체지방을 중점적으로 줄이는 방법	167
운동과 식단은 어떻게 하면 좋을까	171
정체기를 극복하는 방법	175
한 가지만 꼭 바꿔야 한다면, 음료수	179

소아청소년 비만, 당류와의 전쟁

공부 때문에 찐다? 소아청소년 비만의 진짜 원인	187
우리 아이가 몰래 마시는 당	191
당류가 집중력을 망친다! 뇌과학으로 보는 당의 영향	194
한 달, 우리 가족 당류 줄이기 챌린지	197
설탕세, 국가가 나서야 할 이유	201

에필로그 한 방이 아닌 지속 가능한 다이어트를 위하여

살다 보면
누구나 언제든지
올라갈 수 있는
체중

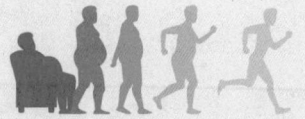

비만은
병이다

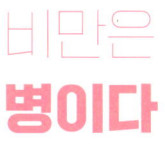

비만, 단순한 체형 문제가 아닌 심각한 질환

　현대 사회에서 비만은 더 이상 단순한 외모나 체형의 문제만으로 치부할 수 있는 문제가 아닙니다. 세계보건기구WHO는 비만을 공식적으로 '만성질환'으로 분류하고 있으며, 이는 단순히 체중이 많이 나가는 상태가 아니라 신체의 대사 기능에 심각한 영향을 미치는 질환이라는 뜻인 것이죠. 실제로 비만은 제2형 당뇨병, 고혈압, 심혈관질환, 지방간, 관절염, 심지어 일부 암 발생 위험까지 높이는 만성질환입니다.

　최근 몇 년 사이, 이에 대한 인식이 많이 높아지고 있긴

하지만 여전히 많은 사람들이 비만을 '의지 부족'이나 '자기관리 실패'로 인식하는 경우가 많은데요. 이런 인식은 현재 비만 상태를 겪고 있는 사람들에게 죄책감을 주고, 적절한 치료를 받지 못하도록 만드는 방해 요인입니다. 이제는 비만을 단순한 생활 습관의 결과로 보기보다 유전적 요인, 호르몬, 환경적 요인이 복합적으로 작용하는 질병으로 바라보는 인식의 전환이 필요합니다.

굶어서는 해결할 수 없는 문제

많은 사람들이 체중을 줄이기 위해 가장 먼저 선택하는 방법은 식사를 줄이거나 굶는 방법입니다. 하지만 이러한 극단적인 다이어트는 일시적으로 체중이 줄어들 수는 있어도, 장기적으로 건강을 해치고 요요현상을 불러오는 결과로 이어집니다. 왜냐하면 우리 몸은 굶는 상태를 '위기 상황'으로 인식하여 기초대사량을 줄이고, 지방을 저장하려고 하기 때문인데요. 결국 굶는 다이어트는 오히려 체중 감량에 실패할 가능성을 높이고, 근육량 감소나 영양 불균형이라는 더 큰 문제를 낳게 됩니다.

비만은 단순 칼로리 과잉의 문제가 아닙니다. 대사 기능 이상, 호르몬 불균형, 식욕 조절의 실패 등 다양한 생리적 원인이 숨어 있으며 이를 해결하기 위해서는 과학적이고 체계적인 접근이 필요합니다. 운동과 식단의 조절만으로는 한계가 있으며, 특히 고도비만의 경우에는 병원 치료와 전문가의 도움이 반드시 필요합니다.

병원의 도움이 필요한 이유

그래서 비만치료는 전문 의료진의 관리가 필요한 영역으로서 가정의학과, 소아청소년과, 영양사, 운동치료사, 심리치료사 등 다양한 전문가들이 참여하는 다학제적 치료가 필요합니다. 병원에서는 체성분 분석, 혈액검사, 대사 진단을 통해 개인에게 적합한 치료방법을 설계하고 약물치료나 인지행동 치료, 경우에 따라 수술적 치료까지 고려할 수도 있습니다.

또한 병원 비만 치료는 단기적인 체중 감량이 아니라, 장기적인 건강회복과 재발 방지를 목표로 정기적인 모니터링과 상담을 통해 동기를 유지하고, 건강한 생활 습관을 지속하도록 도울 수 있습니다. 이런 과정은 반복된 실패만을 경험했던 비만 환자들에게 큰 심리적 안정과 실질적인 변화를 제공합니다.

다시 강조하지만, 비만은 스스로를 탓하며 감추고 방치하는 질환이어서는 안 됩니다. 병원은 비난이 아닌 회복을 위한 출발점이 되어야 하며 더 많은 사람들이 용기 내어 전문가의 치료를 받을 수 있도록 사회적인 인식 변화가 선행되어야 합니다.

대부분 다이어트를
언제 결심할까?

다이어트는 평생 하는 것

'다이어트는 평생 하는 것'이라는 명제에 저도 어느 정도 동의를 하는 편입니다. 분초를 다투는 경쟁사회에 스트레스는 심해지고 움직임은 적어지고, 그런데 세상에는 맛있는 것들이 왜 이렇게 많을까요. 덮어놓고 먹다 보면 체중은 어느새 쭉쭉 올라가 있습니다.

2023년도에 발표한 질병관리청 발표에 따르면 국내 성인 3명 중 1명은 체질량지수 BMI 기준 25 이상의 과체중인 것으로 나타났다고 합니다. 성별로는 남자가 40.2%, 여자가

22.1%를 크게 웃돌았는데요. 특히나 30대 남성의 비만율은 51.4%라고 하니 지나가던 30대 남성 2명을 붙잡아 보면 그중에 1명은 과체중이라는 충격적인 결과입니다.

사실 살면서 체중에 대한 고민을 조금도 해본 적이 없는 사람은 잘 없겠죠. 살면서 2~3kg 내의 체중 변동이라면 그나마 선방하는 것이고 시기에 따라 5~10kg, 혹은 20kg 이상의 체중이 늘었다 줄었다 하는 경우를 꽤 볼 수 있습니다. 그럴 때마다 혼자 운동도 하고, 식단도 시작해 보고 하지만 어느 순간부터 혼자의 힘으로는 안 되겠다고 느낄 때가 있을 겁니다.

병원에 체중감량을 문의하는 이유

다른 데도 아니고 '병원'에서 다이어트를 시작하려고 마음을 먹는 몇 가지의 중요한 순간들이 있습니다. 결혼식이나 돌잔치 같은 중요한 행사, 혹은 체중이 중요한 예체능 특기생들은 입시를 앞두고 특히 많이 찾아옵니다. 하지만 이런 특수 케이스가 아니면서 가장 흔한 것은 역시나 건강검진 상에서 콜레스테롤에 빨간 불이 뜨거나 당뇨 전 단계의 '유소

견'이 나왔을 때입니다.

　과체중은 당뇨병, 이상지질혈증, 고혈압 등 만성질환뿐만 아니라 급성 심·뇌혈관계 질환 및 다양한 암의 위험을 높이는 것으로 알려져 있습니다. 하지만 이렇게 무서운 병들까지 가지 않더라도 가장 크게 와닿는 건 과체중 때문에 삶의 질이 많이 떨어지는 것이죠. 관절통이 찾아오고, 활동이 줄어들다 보니 무기력하고 피곤하다고 많이들 호소합니다.

　시기도 대략 비슷한데 여자분들은 완경에 가까워져 호르몬의 변화가 나타나면서부터 시작되죠. 예전에 비해 쉬이 살이 찌고 복부에 특히 몰리게 되면서 각종 혈액검사 수치들에 하나둘씩 이상이 생기기 시작합니다. 남자분들도 활동적인 30대, 40대 초반까지는 괜찮다가 생애전환기라고 할 수 있는 50대가 되면서부터 배가 많이 나오고 대사증후군이 걱정되기 시작하죠.

　혈액검사에 이상이 있다고 들으면 조바심이 나기 시작하면서 부랴부랴 헬스장에 등록하고 샐러드를 먹기 시작하지만 체중은 관성 비슷한 것이 있어서 단번에 체중이 꺾여 내려가기가 쉽지 않습니다. 2~3주 노력해서 2~3kg까지는 감량을 했는데 회식이나 여행 한번 갔다 오면 한순간에 도로 올라가서 포기하고 말죠.

체중관리를 도맡아 해주는 병원

이럴 때 병원에서 그냥 알아서 체중관리까지 해준다면 얼마나 좋을까요. 치료제를 사용해서 체중도 내려가고 혈압, 혈당, 콜레스테롤 수치가 정상으로 떨어지면 금상첨화겠죠. 이런 꿈만 같은 일들이 실제로 벌어지고 있는 중이라면 믿으실 수 있을까요?

약 10년 전부터 'GLP-1 유사체'라고 하는 새로운 개념의 비만치료제들이 등장하기 시작했고 이 약들은 체중감량뿐만 아니라 혈압, 혈당, 콜레스테롤 수치들을 낮추고 심혈관 질환으로 인한 사망률을 낮추기도 합니다. 가히 혁명적인 일이죠. 업계에서는 비만치료제 시장이 현재 약 3조 원 규모에서 2030년엔 100조 원까지 증가할 것으로 예측하고 있습니다.

그래서 다이어트는 단순히 미용 목적의 체중관리를 넘어 건강관리의 개념이 되었습니다. 이런 약들이 없던 시대와 있는 시대는 완전히 다른 시대인 거죠. 흔히 말하는 '100세 시대'에 내가 지금 생애전환기의 50세라면 남은 생애에서 체중관리가 건강관리의 키 포인트가 될 것입니다.

나잇살이라고 방치하는
시대는 지났다

실제 갱년기는 체중관리가 어렵다

성별과 나이에 따라 체중이 자연적으로 올라가는 시기가 몇 번 있는데 중년 여성분들의 갱년기가 대표적입니다. 갱년기에 체중이 올라가는 원인은 여러 가지가 있는데 일반적으로 갱년기에는 신체 내 여성 호르몬 수치의 감소로 인해 신체 대사율이 낮아지고 근육량이 감소하는 경향이 있습니다.

이런 것들이야 이미 잘 알려져 있지만 주목해야 할 것은 이런 객관적 변화 이외에 갱년기에는 스트레스, 우울감, 불안감 등의 정서적 요인도 크게 작용한다는 점입니다. 쉽게 말해 주관적인 기분 변화로 인해 식습관이나 운동 습관에 변화가 생기기 때문에 이러한 작은 요인들이 하나하나 모여서 체중을 관리하기 어렵게 만드는 것이죠.

남성갱년기 역시 마찬가지입니다. 남성 호르몬인 테스토스테론은 근육량을 유지하고 체지방을 태우는 역할을 하는데, 남성갱년기에 테스토스테론 수치가 감소하면 근육량이 감소하고 체지방이 증가할 수 있습니다. 남성갱년기 역시 피로감, 무기력함 등의 기분 변화를 많이 수반하기도 합니다.

시대에 따라 다른 체중에 대한 관점

중년에 체중이 올라간다는 것이야 너무 잘 알고 계실 것이고, 그럼 '누구는 체중이 늘어만 가는 것 같은데 옆집 누구 엄마는 왜 더 잘 관리하는 것 같지?' 하는 개인의 차이가 궁금해집니다.

여기서 중요한 개념이, 체중을 어디까지 허용할 것이냐 하는 사회적 합의입니다. 20여 년 전의 몸짱 아줌마 열풍 혹시 기억하시나요? 당시 그 나이대에서 으레 허용하던 체중 및 몸매를 벗어나는 것이어서 굉장한 열풍이 불었었죠. 그

배경에는 당시에는 그냥 나잇살은 방치하는 게 정상이었기 때문입니다. 뱃살이 인격이라는 농담도 있었구요.

그 당시 자랑스럽게 내놓을 수 있었던 내장지방 위주의 복부비만은 사실 걸어 다니는 시한폭탄이라고 해도 과장이 아닙니다. 여분의 체지방들이 심혈관, 뇌혈관 질환뿐만 아니라 가속 노화에도 관여합니다. 그래서 요새는 체중관리가 가장 큰 안티에이징이자 건강관리로 대두된 것이겠죠.

체중관리가 곧 자기관리인 시대

그래서 그런지 최신 비만치료제의 얘기를 듣고 병원에 오시는 분들 중에는 IT 직군이나 투자업 종사자, 대기업 임원분들이 많습니다. 중년의 남성분들이 체중관리를 위해 병원에 오기 시작한 것입니다. 저희 병원만 해도 토요일에 30% 이상은 남성분들이 진료받습니다. 트렌드가 빠른 '얼리 어답터'의 느낌이라고나 할까요. 체중관리가 곧 자기관리인 셈이죠.

확실히 올라가는 체중을 방치하는 시대는 지났습니다. 옛날에는 방법이 없었다고 하지만 이제는 좋은 약들이 점점 많아지고 있기 때문에 더욱 어렵지 않게 병원에 가서 상담부터 시작하는 것이 첫걸음입니다.

한편, 중년 못지않게 체중관리가 시급한 나이대가 하나 더 있는데 바로 소아청소년 비만이죠. 앞서서 전 연령의 비만 유병률이 늘어나고 있다고 했는데 사실 그 출발점은 소아청소년 비만일지도 모르겠습니다.

소아청소년 비만이야말로
평생 관리가 필요하다

가파르게 증가하는 소아청소년 비만

앞서 말씀드린 갱년기 때 체중관리야 반평생?만 관리하면 되는 것이고 원인도 명확해서 억울할 것도 없지만 소아청소년 비만은 아이들의 미래를 생각했을 때 정말 세심하게 평생을 관리해야 하는 '질병'입니다.

소아청소년 비만은 의학적으로 유아기에서 사춘기까지 나이대에서 체중이 신장별 표준체중보다 20% 이상 많이 나가거나 같은 연령대에서 체질량지수BMI가 상위 5%인 경우를 말합니다.

지나가면서 볼 수 있는 비만 환아의 비율이 체감상으로도 몇 년 사이에 많이 늘었는데 실제 통계상의 소아비만 유병률도 가파르게 증가하는 추세입니다. 2023년 대한비만학회에서 발간한 자료에 따르면 2021년 기준 소아청소년 비만 유병률은 19.3%로 약 5명 중에 1명은 비만이라고 합니다. 남아는 2012년 10.4%에서 2021년 25.9%로 약 2.5배, 여아는 2012년 8.8%에서 2021년 12.3%로 약 1.4배 증가했고 남아의 경우 코로나 기점인 2020년 전후로 갑자기 증가 추세가 더 늘었습니다.

소아청소년 비만의 문제

요새 아이들이 거의 '애어른'이라고 할 정도로 발달이 빠르고 조숙한 측면이 분명 있습니다. 따라서 아이들이 살찌는 이유도 어른들과 크게 다를 것은 없습니다. 탄산음료 등 당 섭취가 증가하고 채소 섭취 같은 비만을 예방할 수 있는 식습관의 빈도는 점점 줄어들죠. 또 야외 놀이가 사라지고 공부한다고 수면시간도 짧아지고 유튜브 등의 미디어를 시청하는 시간이 느는 것도 큰 원인 중의 하나입니다.

비만 세포의 크기가 아니라 숫자가 많아져서 문제가 된다 등의 얘기는 너무 원론적이어서 아이들이 체중관리를 해야 하도록 설득하는 데는 너무 약합니다. 진료실에서 봤을 때 아이들과 부모님이 가장 걱정하시는 것은 주로 정서적인 문제였습니다. 낮은 자존감, 열등감, 친구들의 놀림, 우울한 기분 등이 부정적 자아관을 형성할 수 있기 때문에 아이들의 미래를 생각해 봤을 때 체중문제는 정말 무시할 수 없는 문제입니다. 사회적, 국가적 손실로도 당연히 연결될 수밖에 없고요.

어떻게 접근하는 것이 좋을까

지금 소아청소년 비만을 검색창에 검색하면 주로 한의원 위주로만 광고가 나오는데 한약을 먹인다는 건 가장 간단해 보이긴 하지만 사실 굉장히 위험 부담이 있는 전략입니다. 제대로 된 식이상담이나 한약을 먹는 이유에 대한 설명이 없이 약을 먹이는 일은 오히려 아이들에게 더 큰 반항심을 유도할 가능성이 있습니다. 또한 한약의 마황 성분의 각성작용으로 일시적으로는 체중이 내려갔다가 사후에 좀 더 체중이 올라가 버리는 상황도 자주 종종 볼 수 있습니다.

그래서 소아청소년 비만에서는 뭔가 한 방에 해결해 줄 것 같은 환상을 주는 '약'보다는 '액션'이 더 중요한 건데, 체중관리를 전문적으로 하는 병원에 부모님과 같이 내원해서 상담을 받는 것은 다음과 같은 이점이 있습니다.

첫째, 병원에 데려온다는 것 자체가 아이에게 줄 수 있는 하나의 '사인'이 될 수 있습니다. '그냥 잔소리가 아니라 엄마가 내 생각보다 더 많이 걱정하시는구나, 신경을 진짜 쓰긴 써야겠구나, 만약 여기서 안 되면 이다음 단계가 있을 수도 있겠구나' 하는 구체적인 생각거리를 던져줄 수 있죠. 이런 액션만으로도 직접적인 약 사용은 뒤로 미룰 수 있습니다.

둘째, 영양 상담을 해서 몰랐던 사실들을 캐치하게 하는 것도 중요합니다. 식이상담을 해보면 확실히 집안 분위기라는 게 있어서 아이들의 식습관은 부모로부터 내려오는 경우가 많거든요. 엄마도 몰랐던 사실들도 좀 더 알게 되고 음료, 디저트 같은 것에 대한 경계를 더 갖게 만들면 편의점 한 번이라도 덜 가고 친구들이랑 밥 먹을 때도 콜라 한 잔이라도 덜 먹게 됩니다.

셋째, 병원에서는 소아청소년들도 쓸 수 있는 비만치료제가 등장하기 시작했습니다.

옛날부터 쓰던 각성제 계열의 식욕억제제들은 소아청소년에서 쓸 수 없었지만 최근 출시된 주사 신약들은 국내에서도 만 12세 이상 사용이 가능하고 건강상의 우려도 많이 줄인 것이 특징입니다. 향후에 등장할 신약들은 소아청소년에 대한 허가 사항은 아직 없지만 같은 계열의 주사제라는 것을 감안했을 때 소아청소년까지 적응증이 확대될 가능성은 충분히 있어 보입니다.

엄마도, 언니도, 딸도
데려오는 다이어트

좋은 건 가족 먼저

보통 경험해 보고 좋은 것을 가장 먼저 추천하는 대상이 있다면 바로 가족이죠. 운에 맡기는 일회성 약 처방보다 병원에서의 시스템적 체중관리를 경험해 보면 가족을 데리고 오고 싶다고 얘기해 주시는 분들이 많습니다. 이제 다이어트는 건강관리의 개념이니까요.

여자분들끼리 엄마, 언니, 딸을 데려오기도 하지만 간혹 남편을 데려오는 분, 아버지를 모시고 오는 분들도 있습니다. 앞에서 보듯이 요새는 소아청소년 자제분들을 데리고 오는 빈도도 정말 많이 늘었습니다. 저희 병원의 예를 들어드리면 다이어트 프로그램 등록회원 2,495명 가운데 825명, 즉 32%가 소개에 의한 프로그램 등록이었습니다.

실제로 가족이 다이어트를 같이하면 성공률도 높아집니다. 공유하고 있는 식습관을 같이 고민해 볼 수도 있고 빵이라도 하나 덜 사 오게 되고 이거 왜 먹니, 저거 왜 먹니 장난치며 다이어트를 서로 격려할 수도 있습니다.

돈으로 살 수 있는 회춘 3대장?

국내 미용 병원 시장이 활성화되면서 해외의 환자들도 유치할 정도로 우리나라의 피부미용 시장은 많이 대중화되었습니다. 점 빼고, 보톡스 맞고 하는 건 기본이 되었고 이제는 리프팅이 한참 유행이죠. 돈으로 젊음을 살 수 있다니 얼마나 매력적인가요.

그런데 이 리프팅과 함께 회춘 3대장을 구성하는 것이 더 있으니 바로 탈모와 다이어트 영역입니다.

젊어 보이는 데 필수적인 요소가 주름살을 펴고 모발을 풍성하게 하는 것도 있지만 늘어만 가는 뱃살, 나잇살을 처단하는 것도 중요한 일이겠죠. 그래서 수액으로 다이어트를 하는 분들 중에는 안티에이징용으로 항산화 주사를 같이 맞는 경우가 꽤 많습니다. 더하여 안전성이 확보된 비만치료제들의 등장은 다이어트의 욕망을 고령층으로 확대시켰습니다.

비아그라 이후 이렇게 핫한 약이 있었을까

실제 미국에서는 이런 강력한 비만치료제들 덕분에 '오젬픽 페이스', '위고비 페이스'라고 하는 신조어까지 만들어졌다고 합니다. 비만치료제 주사제들이 체중을 많이 내리면서 얼굴이 많이 바뀐다고 하여 붙여진 이름들입니다. 이전 다이어트약들의 감량 정도가 불과 2~7kg인 반면에 이런 강력한 비만치료제들은 평균적으로 15~22kg을 빼주는 것으로 되어있습니다. 이 정도로 체중감량이 일어나면 거의 젊었을 때의 몸무게를 회복하면서 얼굴을 알아볼 수 없게 되기 때문에 저런 신조어가 등장하게 된 것이죠.

물론 얼굴 피하지방의 감소로 탄력이 줄어들고 일시적으로는 더 주름이 늘어날 수는 있겠지만 주름이야 리프팅이 해결해 줄 것이고 심혈관질환 감소 등의 이점을 생각한다면 위약들을 써야 할 이유는 충분합니다. 실제 이 주사들이 인기를 끌면서 덩달아 리프팅 기계 회사인 인모드사의 주가가 한동안 올라가기도 했으니까요.

잃어버린 행복을 찾아서

실제로 다이어트를 많이 도와드리면 회춘한 것 같다며 아이처럼 좋아하시는 분들을 자주 볼 수 있습니다. 30년 전에 결혼할 당시의 옷들이 잘 맞는다며 좋아하시기도 하고 20대 초반 대학생 때의 체중으로 돌아가기도 합니다. 떨어진 대사와 굳어진 식습관으로 늘어만 가는 체중을 거꾸로 돌릴 수 있다는 것이 굉장히 극적인 일이죠.

아이들의 비만이 자존감의 문제, 정서의 문제와 관련이 크다고 말씀드렸는데, 어른들도 마찬가지입니다. 특히나 본인이 원치 않게 스테로이드, 항우울제 등의 약을 잘못 쓴다든지 해서 체중이 10~20kg 늘어나는 경우를 볼 수 있는데 이런 경우 자존감이 정말 많이 떨어지는 걸 볼 수 있습니다. 그래서 다이어트를 도와드리는 일은 잃어버린 행복을 찾아드리는 일입니다. 이렇게 체중관리를 중점적으로 해주는 전문병원들은 앞으로 점점 각광받게 될 것입니다.

나는 왜 살이 찔까?
나를 이해하는 5가지 열쇠

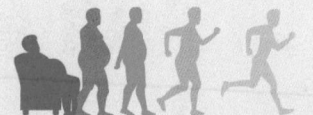

사회형 비만:
"먹고 싶어서가 아니라, 어쩔 수 없이 먹어요."

민수 씨는 38세 영업직 직장인입니다. 주 3~4회는 회식과 접대 자리가 있고, 혼자 있는 날은 드물 정도입니다. 아침은 커피 한 잔, 점심은 대충 라면이나 김밥으로 때우고 넘어갈 수 있는데, 문제는 저녁입니다. 삼겹살, 곱창, 치맥에 이어지는 술자리. 그다음 날은 해장국, 부대찌개, 김치찌개로 이어지는 '짠 음식-기름진 음식-과식'이 반복되었죠. 체중은 서서히 늘어나고, 간 수치와 중성지방도 높아졌습니다.

민수 씨 몸 안에서는 무슨 일이 벌어지고 있었을까요?
아침을 굶으면 혈당이 급락합니다. 점심에 탄수화물 위주의 음식을 먹으면 혈당이 급상승했다가 급격히 떨어집니다. 이렇게 혈당 롤러코스터가 생기면 인슐린 저항성이 점차 악화되죠. 불규칙한 식사와 수면 부족은 성장호르몬 분비를 억제하구요. 결국 근육은 빠지고, 체지방은 늘어나는 체질로 변합니다.

잦은 음주는 지방간을 악화시키고, 간 해독 기능을 저하시킵니다. 해독이 안 되면 몸에 만성적인 염증 반응이 생깁니다. 스트레스가 계속되면 코르티솔이 상승하는데 이 코르티솔은 특히 복부지방을 증가시키는 특징이 있습니다.

결국 민수 씨 몸은 '지방을 저장하고, 연소하지 않는 몸'으로 재편되고 있었던 거죠.

사회적 비만의 유형은 다음과 같은 심리적 특성을 가지고 있는 경우가 많습니다.

거절하지 못하는 성격
나보다 남의 시선을 더 중요하게 여김
"저녁 약속이 많아서 식단을 지킬 수 없어요."
"술 마시는 건 어쩔 수 없어요, 거래처니까요."

민수 씨와 같은 사회적 비만의 경우 선택할 수 없는 식사 속에서도, '선택할 수 있는 행동'을 만드는 훈련을 해보는 것이 중요합니다.

Step 1. 회식 전에 간단한 단백질 간식 먹기

- 삶은 달걀 2개 + 방울토마토 5개
- 무가당 요거트 1개 + 아몬드 한 줌
- 닭가슴살 스틱 1개

→ 배를 약간 채운 상태로 회식 자리에 가면, 삼겹살 3인분 대신 1인분으로도 충분해집니다.

Step 2. 회식 자리에서 가장 먼저 '채소' 접시부터 찾기

- 상추, 깻잎, 오이, 고추를 적극적으로 섭취합니다.
- 포만감을 먼저 높이면 기름진 음식 섭취량이 확연히 줄어듭니다.

Step 3. 술은 한두 잔까지만, 그리고 물 많이 마시기

- 맥주나 소주 대신 하이볼 위스키+탄산수 을 선택해도 좋습니다.
- 알코올 해독을 돕기 위해 술 한 잔에 물 두 잔을 곁들이는 습관을 들입니다.

Step 4. 회식 다음 날은 반드시 '회복식' 하기

- 아침: 미역국 + 현미밥 + 달걀찜
- 점심: 닭가슴살 샐러드 + 고구마
- 저녁: 연어구이 + 브로콜리 볶음

Step 5. 주 2회만이라도 아침 공복 10분 걷기

- 새벽 운동이 부담스럽다면, 출근길에 지하철을 한 정거장 미리 내려서 걸어도 좋습니다.
- 아침 햇볕을 쬐면서 가벼운 걷기만 해도 인슐린 감수성이 개선됩니다.

Step 6. 때로는 약물치료도 고려하기

- GLP-1 유사체 Wegovy, Saxenda, **식욕 억제제** Qsymia
- 수액 요법: 간 해독 B1, B6, L-시스테인, 피로회복, 알코올 대사 보조 수액

민수 씨는 일단 삶은 달걀 하나라도 아침을 무조건 먹기로 결심했습니다. 회식 때는 먼저 상추쌈을 싸 먹고, 술은 두 잔만 마셨습니다. 술자리가 길어지면, 2차부터는 조용히 빠

져나왔습니다. 매일 아침 지하철 한 정거장 먼저 내려서 15분 걷기도 했더니 6개월 후 체중 8kg 감량, 지방간 호전, 인바디상 근육량 증가, 자기효능감 자신에 대한 신뢰 대폭 상승!

중독형 비만:
"단 거 없으면 못 살겠어요."

지연 씨는 24살 대학생입니다. 시험 스트레스에 치이고, 졸업 준비에 압박을 느끼는 날들로 편의점에서 초콜릿, 감자칩, 단 음료를 사는 것이 일상이 되어버렸습니다. 하루 종일 단 것을 찾게 되고, 먹고 나면 잠깐 기분이 좋아지지만 곧 후회와 죄책감이 밀려옵니다.

왜 지연 씨는 단 음식을 끊을 수 없을까요? 단순히 '의지가 약해서'가 아닙니다. 스트레스를 받을 때 뇌는 '빠른 에너지'를 찾습니다. 단 음식은 일시적으로 편안함과 행복감을 줍니다. 특히, 외로움, 긴장, 불안을 느낄 때 단 음식은 가장 빠른 위로가 됩니다. 그래서 단 음식은 '입맛'이 아니라 '감정'과 연결된 중독이 되는 겁니다.

지연 씨 몸 안에서는 무슨 일이 벌어졌을까요?

1. 당 의존성이 생긴다

- 단 음식 → 혈당 급상승 → 인슐린 분비 → 혈당 급락 → 다시 단 음식 당김
- 혈당 롤러코스터가 반복되며 뇌는 더 강하게 단 음식을 찾게 됩니다.

2. 도파민 보상회로가 강화된다

- 단 음식 섭취 → 도파민 급상승 → 쾌감
- 도파민이 과도하게 자극되면서 단 음식 없이는 행복감을 느끼기 어려운 몸이 됩니다.

3. 지방 축적이 가속화된다

- 인슐린이 자주 과다 분비되면 지방 저장 모드가 활성화됩니다.
- 특히 복부에 지방이 쌓이기 시작합니다.

4. 인슐린 저항성이 악화된다

- 반복적인 고혈당–저혈당 사이클은 결국 인슐린 저항성을 일으켜 체중증가, 피로, 식욕 조절 실패를 부릅니다.
- 결국, 지연 씨는 단 것을 끊지 못하는 몸과 마음을 함께 가지게 된 것이죠.

중독형 비만의 유형은 다음과 같은 심리적 특성을 가지고 있는 경우가 많습니다.

스트레스를 음식으로 해소
순간적인 쾌락에 약함
'먹는 것'에 대해 자주 죄책감을 느낌
"초콜릿 없으면 공부가 안 돼요."
"배고프지 않아도 뭔가 계속 입에 넣고 싶어요."

지연 씨와 같은 중독형 비만은 단 음식을 끊는 게 아니라, '단 음식을 찾지 않아도 되는 몸'을 만드는 것이 목표가 되어야 합니다.

Step 1. 아침 단백질 루틴 만들기

- 삶은 달걀 2개 + 방울토마토
- 닭가슴살 스틱 + 고구마 조각
- 무가당 그릭요거트 + 블루베리

→ 아침에 단백질을 충분히 먹으면 하루 동안 혈당 변동이 줄고, 단 음식 갈망이 감소합니다.

Step 2. 당기기 전에 채우기

- 간식 타이밍이 오기 전, 미리 아몬드, 호두, 삶은 달걀, 미니 오이, 요거트 같은 간식을 준비합니다.
- '배가 고프기 전에' 좋은 음식으로 채우는 게 포인트입니다.

Step 3. 달콤함을 똑똑하게 대체하기

- 초콜릿 대신 다크초콜릿 85% 한 조각
- 밀크티 대신 무가당 두유나 아메리카노
- 과자 대신 에어프라이어에 구운 고구마 칩

Step 4. 스트레스를 관리하는 다른 방법 찾기

- 스트레스받을 때 '단 걸 먹는 것' 대신 '산책하기' '노래 듣기' '짧은 스트레칭' 같은 대체 행동을 만들어 봅니다.

Step 5. 때로는 약물치료도 고려하기

- Qsymia, Bupropion 같은 약물은 도파민 보상회로를 안정시키고 식욕 충동을 완화하는 데 도움이 됩니다.
- 수액 요법은 크롬, 마그네슘, 비타민C 기반 수액으로 혈당 안정화에 도움이 될 수 있습니다.

모든 중독 치료는 처음이 가장 힘듭니다. 편의점에 가는 걸 끊는 것도, 초콜릿을 참는 것도 큰 고통으로 다가옵니다. 그래서 단번의 변화보다는 점진적인 변화가 필요하죠. 편의점 대신 과일 가게를 들르고 아주 단 초콜릿 대신 다크초콜릿 한 조각으로 만족하는 훈련을 했습니다. 배달앱 대신 동네 샐러드 가게를 찾아 주문했습니다. 조금씩, 하지만 확실하게 지연 씨의 몸과 마음이 달라지길 기대해 봅니다.

스트레스형 비만:
"마음이 힘들 때, 배가 고파요."

수진 씨는 42살 워킹맘입니다. 하루 종일 일과 육아에 치이고, 밤늦게 집에 돌아와서는 허탈감에 빠집니다. 그 공허함을 달래는 건 야식. 컵라면, 과자, 치킨이었구요. 먹는 동안은 위로받는 느낌이지만, 먹고 나면 깊은 죄책감이 밀려옵니다.

스트레스를 받으면 부신에서 코르티솔이 분비됩니다. 코르티솔은 혈당을 높이고, 복부지방 축적을 촉진합니다. 수면 시간이 부족하면 렙틴 식욕억제 호르몬이 줄고, 그렐린 식욕 촉진 호르몬이 증가합니다. 그 결과, 평소보다 탄수화물, 단 음식에 대한 갈망이 커집니다. 스트레스를 받을 때 단 음식, 고열량 음식을 먹으면 뇌는 그것을 '보상'으로 인식합니다. 이 반복은 '힘들 때 먹는다'는 연결고리를 강화시킵니다.

결국, 수진 씨는 '배고파서'가 아니라 '마음이 고파서' 먹는 사람이 되어가고 있었던 것이죠.

스트레스형 비만은 다음과 같은 심리적 특성을 가지고 있습니다.

감정에 따라 식사량 변동 심함
피로와 스트레스를 음식으로 달래려 함
스스로를 돌보는 시간 부족
"하루 종일 참다가 밤에 무너져요."
"힘들 때마다 먹게 돼요."

수진 씨와 같은 스트레스형 비만은 스트레스를 먹는 것으로 푸는 게 아니라, 몸과 마음을 돌보는 루틴으로 풀어야 합니다.

Step 1. 하루에 10분, '나만을 위한 시간' 확보

- 아이를 재우고 난 뒤, TV도 끄고 핸드폰도 내려놓고 차 한 잔 마시며 조용히 앉아 있는 시간
- 아주 짧더라도, '나'를 인정하는 시간이 필요합니다.

Step 2. 스트레스를 먹지 않고 해소하는 루틴 만들기

- 밤에 허전할 때는 산책 10분
- 짧은 스트레칭이나 요가 매트에 누워서 심호흡하기
- 좋아하는 음악 듣기, 일기 쓰기

Step 3. 야식이 당길 때의 대체 메뉴 준비

- 컵라면 대신: 다시마 국물에 두부
- 과자 대신: 구운 고구마, 삶은 옥수수
- 치킨 대신: 닭가슴살 슬라이스 + 오이

Step 4. 수면의 질 회복

- 밤 11시 전에 잠자리에 드는 걸 목표로 합니다.
- 자기 전 2시간 전부터 핸드폰, TV OFF
- 조용하고 어두운 방, 가벼운 독서로 마무리

Step 5. 필요할 때는 도움 요청하기

- 혼자서 감정의 무게를 버티지 마세요. 친구, 가족, 또는 전문의와 감정을 나누는 것도 큰 치유가 됩니다.
- **약물 및 수액 요법** 마그네슘, GABA 수액, 필요시 항우울제 처방 **고려**

수진 씨는 처음엔 '밤에 먹지 말아야지'를 수십 번 다짐했지만 번번이 실패했습니다. 그러다 방법을 바꿨습니다. 먹지 않으려고 억지로 참지 않고, 밤 10시에 산책을 나갔습니다. 집에 돌아와 따뜻한 허브차를 마셨습니다. 짧게라도 일기를 썼습니다. 그리고 서서히, 밤마다 자신을 위로하던 음식 대신 '나 자신을 돌보는 습관'이 자리 잡기 시작했습니다.

사람의 먹는 문제는 단순한 식욕억제의 문제가 아니라 마음을 돌보는 게 필요할 때가 있답니다.

섭식장애형 비만:
"참다 참다 결국 폭식해요."

민지 씨는 18살 고등학생입니다. 하루 세끼를 제대로 먹지 않고, 하루 종일 식욕을 억누릅니다. 그러나 밤이 되면 참았던 욕구가 폭발합니다. 라면, 과자, 아이스크림을 한꺼번에 먹고, 그 후 깊은 죄책감에 빠집니다. 그리고 다음 날은 또다시 굶으며 벌을 주려 합니다.

왜 민지 씨는 폭식과 굶기를 반복하게 되었을까요? 이것은 의지력의 문제가 아닙니다. 극단적인 식사 제한은 생리적으로 폭식을 유발합니다. 심리적으로도 '금지된 음식'이 더 매력적으로 느껴집니다. 먹고 나서 드는 죄책감은 다시 자기

처벌⁽굶기⁾로 이어집니다. 즉, '폭식'과 '금식'이 서로 강화하는 악순환 고리에 빠진 것입니다.

극단적인 칼로리 제한 → 렙틴 감소, 그렐린 증가
→ 폭식 충동 강화
반복적인 금식-폭식 사이클 → 인슐린 저항성 악화
대사율 저하 → 에너지 소비량 감소

같은 생리 현상이 일어나는 것이죠. 무언가 큰 잘못을 해서가 아니라 몸은 생존을 위해 일하고 있을 뿐입니다.

섭식장애형 비만은 다음과 같은 심리적 특성을 가집니다.

완벽주의적 성향
음식에 대한 이분법적 사고 먹으면 죄악, 참으면 성공
자기 비난과 죄책감 반복
"오늘은 진짜 아무것도 안 먹을 거예요."
"한번 무너지면 끝장이에요."

민지 씨와 같은 섭식장애형 비만은 참아서 성공하는 것이 아니라, 규칙을 지켜야 비로소 몸이 안정됩니다.

Step 1. 무조건 세끼 먹기

- 배고프지 않아도 규칙적으로 식사를 합니다.
- 아침, 점심, 저녁을 일정 시간에 맞춰 먹는 훈련이 우선입니다.

Step 2. 한 끼라도 단백질을 꼭 포함하기

- 단백질은 포만감을 오래 유지시켜 줍니다.
- 예) 아침: 달걀 + 닭가슴살 샐러드
- 점심: 현미밥 + 생선구이

Step 3. '폭식 후 리셋 플랜' 만들기

- 폭식한 날, 굶지 않습니다. 다음 끼니는 무조건 '정상 식사'를 합니다. '다시 균형을 맞춘다'는 생각을 가져야 합니다.

Step 4. 감정 기록하기

- 폭식 욕구가 생길 때, '내가 지금 어떤 기분인지'를 기록합니다. 스트레스? 외로움? 피로? 감정을 인식하면 '먹는 행동'을 조금씩 조정할 수 있습니다.

Step 5. 필요할 때 전문적 도움 받기

- 섭식장애가 심각하다면 인지행동치료 CBT나 약물치료 Topiramate, Fluoxetine도 큰 도움이 됩니다.

민지 씨는 처음에는 '세끼 먹기'가 너무 불안했습니다.

'이렇게 먹으면 살찌는 거 아니야?' '난 어차피 또 실패할 거야' 하지만 용기 내어 하루, 이틀, 사흘… 꾸준히 아침을 챙기고, 점심을 규칙적으로 먹으면서, 몸이 달라지는 걸 느꼈습니다. 폭식 욕구가 줄어들었습니다. 배가 고플 때만 식욕이 생겼습니다. 무엇보다 죄책감이 줄었습니다.

민지 씨가 하루 세끼를 챙기는 데에는 2개월이 걸렸습니다. 그러나 그 결과, 폭식 빈도가 확연히 줄었고, 자존감도 함께 회복될 수 있었습니다.

저진행형 비만:
"많이 안 먹는데 왜 안 빠질까요."

미영 씨는 52세 주부입니다. 하루 식사량은 매우 적지만 체중은 줄지 않고 오히려 늘어갑니다. 배는 점점 나오고, 예전보다 몸이 무겁고 피곤합니다. 특별히 과식하지도 않는데, 체중은 계속 오르고 있습니다.

왜 미영 씨는 체중이 줄지 않았을까요? 이것은 단순히 먹는 양이 적은데도 살찌는 억울함이 아니라 대사가 극도로 느려진 상태, 근육이 줄어들어 지방이 쉽게 쌓이는 상태, 호르몬 변화로 체지방 분포가 변한 상태로 분석할 수 있습니다. 즉, 연소하는 몸이 아니라 저장하는 몸이 되어버린 것입니다.

나이 증가에 따른 기초대사량 감소
근육량 감소 사코페니아 → 지방 증가
에스트로겐 감소 → 복부지방 집중
생존 모드 전환 → 에너지 저장 우선

저진행형 비만은 다음과 같은 심리적 특성이 있습니다.

소식하는 습관
운동 부족
체중증가에 대한 깊은 억울함
"하루에 고작 두 끼 먹어요."
"진짜 먹는 거 없는데 왜 이러죠?"

미영 씨와 같은 저진행형 비만은 덜 먹는다고 살이 빠지지 않고 오히려 잘 먹고 잘 움직여야 살이 빠집니다.

> ### Step 1. 고단백 식단으로 대사 깨우기

- 아침: 달걀 2개 + 닭가슴살 + 브로콜리
- 점심: 현미밥 + 연어구이 + 채소
- 저녁: 오트밀 + 두부 샐러드

Step 2. 근육량 회복 훈련 시작하기

- 주 2~3회 근력운동 덤벨, 스쿼트, 플랭크 등
- 유산소 운동 걷기, 수영도 병행하지만,
- '근육 만드는 운동'을 중심으로 해야 합니다.

Step 3. 단식형 다이어트 금지

- 하루 두 끼 이하, 장시간 공복은 오히려 대사를 더 느리게 만듭니다. 세끼를 규칙적으로 먹되, 탄수화물은 좋은 탄수화물 현미, 고구마로 대체합니다.

Step 4. 수액 및 영양 치료 병행

- 고단백 수액 BCAA, L-카르니틴
- 비타민D, 마그네슘, CoQ10 보충
- 대사를 서포트하는 영양 관리를 추가하면 변화를 빠르게 만들 수 있습니다.

Step 5. 갑상선 기능, 인슐린 감수성 점검

- TSH, Free T4, HbA1c, 공복 인슐린 수치 등을 확인하여 대사 장애가 있는 경우 적극적으로 치료합니다.

미영 씨는 처음엔 믿을 수가 없었습니다. "더 먹으라고요? 살찌는 거 아니에요?" 하지만 고단백 식사를 하고, 1주일에 세 번씩 가벼운 근력운동을 하고, 비타민D와 단백질을 꾸준히 섭취하며 3개월을 버텼습니다.

그 결과 어떻게 되었을까요? 체중 4kg 감량, 체지방률 5% 감소, 복부둘레 7cm 감소, 인바디상 근육량 증가!

내 몸을 망치는 다이어트 vs 내 몸을 살리는 다이어트

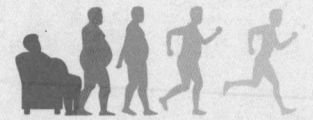

다이어트 업체의
진실

성형과는 전혀 다른 다이어트

　예전에 〈렛미인〉이라고 성형외과 협찬으로 성형 전후를 보여주는 버라이어티쇼를 기억하시나요? 물론 성형외과에서 협찬을 많이 긴 했겠지만 출연자의 너무나 달라진 모습이 매 방송마다 엄청나게 화제가 되기도 했습니다. 성형만큼 전후가 드라마틱한 차이를 보이는 것이 바로 다이어트입니다. 2024년도에 방영한 〈줄여주는 비서들〉이라는 프로그램은 체중감량을 도와주는 컨셉으로 개인의 다이어트 전후를 비교해 주는 프로그램이 있었습니다. 매스컴의 보도도 많아서 자세히 찾아보니 큰 다이어트 업체에서 제작을 후원하는 프로그램이더군요. 앞뒤로 해당 업체의 광고도 붙고 해당 업체의 다이어트 과정을 상세하게 보여줍니다.

하지만 성형과 다이어트를 비교하는 것은 무리가 있습니다. 성형수술은 본인의 노력으로 되는 것이 아닌 객관적인 결과물인 것이고 다이어트는 한 사람의 라이프스타일의 관점으로 변화를 주면서 체중감량 이후에도 계속적으로 관리해야 하기 때문입니다. 그래서 이런 프로그램은 마치 한 방에 쏙 빠지고 다시는 안 찔 것 같은 다이어트에 대한 잘못된 환상을 심어주는 꼴입니다. 그리고 다이어트는 동기부여가 제일 중요한데 이렇게 협찬받고 자기 얼굴, 자기 이름 걸고 3개월 동안 체중감량을 인생 1순위의 과제로 두면 못 뺄 사람은 정말 없을겁니다. 다들 바쁘고 여유 없고 알면서도 못하는 것이기 때문에 그런 것을 중간에서 개입해 주고 다독여 주는 것이 훨씬 중요합니다.

문제는 가성비

병원에 오시는 분들도 다이어트 업체에 대한 경험을 해

보고 경험담을 들려주는 경우가 많습니다. 한 군데도 아니고 다이어트 업체 여러 군데를 다녀보신 분도 있었는데 다들 비슷하게 주 2~3회 이상 방문을 유도하고 계속 인바디를 체크하고 식단에 대해 매번 물어본다고 합니다. 그러면서 이것 먹었으면 왜 먹었냐, 먹지 말라고 하지 않았느냐, 다음에는 꼭 지킬 수 있느냐를 반복해서 확인한다고 합니다. 더해서 쌈 야채나 주먹밥 같은 식단을 같이 판매한다는데 제가 듣기로는 그저 굶기는 것 같다는 느낌이 들었습니다. 그렇게 굶기면 일시적으로 살은 안 빠질 수가 없겠죠.

또 그쪽에서 하는 땀 빼는 기계가 정말 효과가 있느냐고 많이들 물어보시는데 땀 빼는 기계를 하고 나면 수분 위주로 체중이 내려가긴 하겠지만 그걸로 살을 빼는 것은 아닙니다. 심지어 한 업체에서는 가정용으로 고주파 기계를 판다는데 상술이 너무 심한 것이지요. 그런데 이렇게 의료기기나 의약품을 사용하지 못함에도 불구하고 가격은 정말 비쌉니다. 한 달에 3~400만 원꼴이고 어떤 분은 700만 원을 결제하고 체중이 안 빠져서 환불 요청을 했더니 거절당했다고 하소연을 하시기도 합니다. 가성비가 떨어져도 너무 떨어집니다.

세계 최대 다이어트 업체의 파산

세계적인 체중관리 전문회사 '제니 크레이그'라는 회사의 이름를 들어보신 적이 있나요? 설립자인 제니 크레이그의 이름을 딴 회사로 1985년 미국에서 처음 사업을 시작했다고 합니다. 이후 호주, 뉴질랜드, 캐나다 등에 수백 개의 지점을 설립할 만큼 번창하여 체중감량 식단 배송, 관련 상품 판매 등으로 사업을 확장했습니다. 그런데 이 업체가 지난 2023년 봄에 갑작스럽게 파산을 하게 됩니다. 잘나가던 업체의 사업 종료에 당황한 사람들이 많았는데 사업이 망하게 된 결정적인 이유가 비만치료제 신약들 때문일 것이라는 추측이 많습니다. 이전에는 효과적인 비만치료제가 없었기 때문에 유사 체중감량 업종이 득세할 수 있었지만 이제 압도적인 비만치료제가 등장함으로써 그 업체들이 설 자리가 많이 좁아진 것입니다. 이런 변화는 지금까지 바디주사 같은 시술을 주로 하는 병원에도 해당이 됩니다.

지방분해 시술이나 비만대사수술은 어떻게 될까?

체중감량은 체중감량 전문병원에서

체중도 체중이지만 바디라인이 정리되었으면 좋겠다는 바람은 여자분들이라면 누구나 갖고 있다는 것을 잘 압니다. 평생 말랐어도 나잇살 때문에 배가 볼록 나오기 시작했다든지 혹은 타고난 팔뚝살이나 하체비만으로 평생 콤플렉스를 갖고 살기도 합니다.

그래서 이런 바람들 때문에 이름은 조금씩 다르지만 '지방분해주사'라고 하는 주사를 전문적으로 하는 병원들이 예전부터 성업해 왔습니다. 실제로 마음에 들지 않는 부위에

지방을 분해해 주는 용액을 넣으면 그 부위의 지방이 흐물흐물 녹으면서 살도 빠지길 바라면서요. 병원들은 자기네 레시피가 더 훌륭하다며 광고합니다. 물론 이런 주사들이 전혀 효과가 없다는 것은 아니지만 체중감량으로 얻을 수 있는 사이즈 감소에 비하면 효과가 미미할 수밖에 없습니다.

예를 들어 볼까요. 160㎝, 100kg 정도의 고도비만인 분이 체중감량을 위해 시술병원을 찾는다고 가정해 보겠습니다. 어느 부위가 고민이냐고 묻기도 민망하겠죠. 해당병원에서는 루틴대로 추천할 겁니다. 팔뚝에도 하시구요. 허벅지에도 고용량 하시는게 좋겠고 복부에는 초강력 파워주사를 추천합니다. 그런데 주사 후에는 이상하게 약 처방전을 하나 줍니다. 시키는 대로 약도 잘 먹습니다. 1주일에 한 번씩 내원해서 시술도 받고 약도 잘 먹으니 2달 후에 10kg 정도가 빠지고 배 둘레도 많이 줄어든 것 같습니다. 그렇다면 이런 경우는 지방분해 주사에 대한 효과로 볼 수 있을까요? 식욕억제제로 식사량을 줄였을 것이고 그 과정 속에서 식단이 교정되지 않았다면 식욕억제제를 중단함과 동시에 체중이 다시 올라갈 가능성이 큽니다.

유행처럼 번지는 지방흡입

지방흡입은 종류가 다양합니다. 기존의 전신마취를 통한 대용량 지방흡입술부터 주사기로 지방을 소량 녹여내는 쁘띠 지방흡입술까지도 유행입니다. 유행이라고 표현한 이유는 요새 젊은 세대는 워낙 시술과 성형수술에 익숙하다 보니 지방도 쌓이면 바로 제거할 수 있는 간단한 시술 정도로 생각하는 경우가 많다고 합니다. 마치 점 빼는 시술처럼 쉽게 보는 것이죠. 맛있는 것들을 포기하기는 힘들고 운동은 하기 싫고 인위적으로 지방을 추출해서 그 무게만큼 체중이 내려간다면 얼마나 좋을까요. 하지만 아무 후유증 없이 지우개처럼 뭔가를 지워내고 다시는 살이 안 찌는 시술은 존재하지 않습니다. 지방흡입도 마찬가지입니다. 오히려 지방흡입을 하고 나면 체중의 세팅값 자체가 높아져 식욕이 증가하기도 하고 시술 후의 부위가 매끈하지 못하고 울퉁불퉁해져서 안 하느니만 못한 경우도 종종 볼 수 있습니다.

지방흡입 역시 엄연한 침습적인 수술로 수면마취나 전신마취 자체의 위험성도 크고 출혈량이 생각보다 많으며 신경 손상의 가능성도 있어 조심스럽게 접근해야 합니다. 더 간단하다고 하는 쁘띠 지방흡입술 역시 피멍, 붓기, 색소 침착 등의 문제가 있고 무엇보다 가장 흔한 부작용은 효과가 크지 않을 수 있다는 점입니다.

위절제술만큼 살을 빼주는 약이 있다면

비만대사수술이라는 단어가 생소할 수 있는데 고도비만에서 체중감량을 위해 시행되는 위절제술을 일컫습니다. 국민건강보험공단에서는 2019년부터는 비만대사수술에 건강보험을 적용하고 있는데 보험기준은 BMI가 35 이상인 초고도비만이거나 BMI 30 이상이면서 1가지 이상의 합병증을 동반한 경우입니다. 이에 해당하는 3단계, 2단계 비만환자의 국내 유병률도 각각 1.9%, 5.9%로 꽤 많은 수에 해당합니다. 체중감량 측면에서 효과도 좋고 그로 인한 합병증 예방률도 높아 근본적인 치료에 가깝지만 수술을 통해 물리적, 영구적으로 변화를 주는 것이기 때문에 여전히 꺼려지는 것도 사실입니다.

비만대사수술의 현실적인 목표는 체중의 약 25~30% 감량으로 알려져 있습니다. 예를 들어 키가 170㎝이면서 체중이 100㎏인 남성은 BMI가 수술 보험기준에 해당하는 35

에 가까운데 수술로서 기대하는 감량 체중은 약 70kg 정도인 것이죠. 그런데 앞서 말씀드린 비만치료제 신약들의 체중 감량 평균 달성 정도가 22~25%에 달하다 보니 거의 수술과 맞먹는 결과를 내고 있습니다. 이전의 비만치료제들이 불과 7~10% 정도로 체중감량 정도가 미약하여 수술을 고려할 수밖에 없었던 고도비만 환자에게 새로운 비만치료제의 등장은 분명 환영할 만한 일입니다.

비대면 다이어트
한약 배송이라니

다이어트약은 한약 먼저?

비만치료제의 발전으로 더더욱 위태로워지는 곳이 또 있으니 바로 다이어트 한약을 주로 처방하는 한의원들입니다. 지금도 다이어트약 하면 병원 약보다는 한약을 먼저 떠올릴 정도로 시장점유율이 높은데요. 신기하게도 한의원의 주된 역할이 체중이 낮은 사람은 체중을 올려주고 체중이 높은 사람은 체중을 낮춰주는 일입니다.

일단 한약은 병원 약에 비해 순하다고 생각하는 분들이 많습니다. 자연 유래 성분이고 내가 병이 있어서 먹는 게 아니라 그저 보약의 역할로 먹는 것이라는 인식이 강합니다. 그래서 아이들에게 많이 권하기도 하지요. 하지만 합성의약품이 아니고 약재에서 유래했다는 것이 반대로 말하면 성분을 정확하게 알기가 힘들다는 의미가 됩니다. 성분과 함량 측정이 잘 안되기 때문에 급성 간 손상으로 응급실에 오는 경우의 대부분은 병원 약보다는 한약들입니다.

아이들 한약 먹여도 될까?

최근 유명 한의원들에서 판매하는 다이어트 한약 속 마황 함유량을 두고 논란이 있었습니다. 다이어트 한약에 많이 들어가는 마황이라고 하는 약재의 주요 성분은 교감신경을 항진시키는 '에페드린'입니다. 즉, 각성제 계열인데요. 미국 FDA에서는 건강기능식품에는 허용하지 않고 의약품에 한해 일일 150mg까지만 허용하고 있습니다. 적당히 쓴다면야 큰 문제가 없겠지만 다이어트의 입소문을 위해 과하게 쓰는 경우 두근두근 심장이 빨리 뛰기도 하고, 잠을 방해하기도 하고, 두통을 유발할 수도 있습니다.

최근 대한의사협회와 고려대 의대 직업환경의학과 교수

팀의 다이어트 한약 분석 결과에 따르면 총 23곳 한의원 중 5곳의 한의원에서 일일 허용량을 초과하는 마황 성분을 쓴 것으로 조사되었습니다. 그중 가장 높은 곳은 일일 기준 872mg이 검출되어 일일 허용량인 150mg의 6배에 달했습니다.

병원약의 경우 의약품 안전사용서비스 DUR의 대상으로 중복투여나 과다 투여 방지 기능이 어느 정도 이루어지고 있는 반면에 한약은 규제가 전혀 이뤄지지 않고 있다는 사실을 보여줍니다.

거기다가 비대면 배송까지?

최근 한의원들도 다이어트 분야로 전문화되고 대형화된 곳이 많은데 일부 다이어트 한의원은 연예인이 광고를 하기도 합니다. 이렇게 자본이 개입된 곳에는 상상을 초월할 정도의 마케팅과 티켓팅 전쟁이 벌어진다고 합니다. 한 유명한 다이어트 한의원에서는 일단 방문하면 한의사의 진맥을 짚고 나서 실장 상담으로 연결이 됩니다. 금액도 천차만별이어서 100만 원에서 1,000만 원까지 티케팅을 권하고 수백만 원의 결제가 이루어지는데도 사후관리가 이뤄지지 않는 경우가 다반사입니다. 일회성으로 약을 처방하고 재방문을 유도하지 않고 그다음부터는 비대면 한약 배송이 가능하다고 설명하는데 이렇게 되면 한약을 받은 후에는 알아서 식단관리와 체중조절을 해야 합니다. 체중감량은 알아서 하고 효과가 없어도 항의를 받아주지는 않습니다. 격려, 동기부여, 지속적인 추적관찰이 체중감량의 핵심인데 마케팅, 티켓팅, 비대면 한약 배송으로 달성할 수 있을까요. 비대면 약 배송을 하는 곳은 병원 중에도 있었습니다.

병원 다이어트약
처방전을 볼 때
확인해야 할 것들

다이어트약 3대 성지의 비밀

코로나 시기 비대면 처방이 가능한 곳이 있었으니 바로 다이어트약을 강하게 처방하는 일부 병원들이었습니다. 입소문을 위해 급격한 체중감량을 유도하려고 하다 보니 약이 과격해지고 강력한 식욕억제제를 남용합니다. 후유증이 어마어마한데 마찬가지로 사후관리는 되지 않습니다. 이런 약들을 처방하는 병원이 20년간 성업해 왔는데 지금까지 병원 다이어트약에 대한 안 좋은 선입견을 만드는 데 많이 기여했을 것입니다. 실제로 비대면으로 처방할 수 없는 향정신의약품을 처방한 몇 군데 병원은 행정처분을 받아 1개월 이상 영업정지가 되기도 했습니다.

우리나라는 한약방 같은 데가 있어서 그런지 뭔가 용하게 약을 조제하는 곳이 있다는 잘못된 믿음이 꽤 만연해 있습니다. 그리고 쏠림 현상도 심해서 누가 좋다 그러면 마구 몰리면서 3대 성지 이런 말들을 만들어 내기 좋아하죠. 그런데 결론부터 말씀드리면 다이어트약을 이리저리 잘 조합해서 살이 더 잘 빠지는 '명약'은 없습니다. 오히려 식욕이 너무 많이 떨어지면 식욕억제제가 과다하게 들어갔을 가능성이 큽니다. 그런 3대 성지들은 향정신의약품 과다처방으로 최근 검찰 조사를 받았다는 사실도 말씀드릴 수 있겠네요.

약이 너무 많지 않은지 한번 보세요

일단 내 다이어트 처방전에서 가장 먼저 확인해야 하는 것은 약이 너무 많지 않은가입니다. 많은 곳은 10가지 이상 약이 들어간 처방전도 보이던데 잘 조합해도 보통 5가지 이상일 필요는 없습니다. 보통은 식욕억제제 1종, 포만감을 유도하는 보조제 1종, 열을 발산시켜서 대사를 올리는 보조제

1종, 기타 흡수를 억제하는 저해제나 항산화제 등을 추가할 수 있습니다.

그리고 메인으로 작용하는 식욕억제제의 종류가 3가지 이상 동시에 들어가 있는지도 확인해야 합니다. 예를 들어 식욕억제제는 세로토닌을 올리는 약, 도파민을 올리는 약으로 크게 대별할 수 있는데 각각 단독으로 쓰였을 때는 큰 문제가 되지 않으나 2가지 계열의 약을 같이 썼을 때는 부작용 및 후유증이 큰 편입니다. 약을 끊고 나서 우울감이 찾아온다든지 폭식 현상이 나타나 어렵게 뺀 체중이 단기간에 폭발적으로 올라가기도 합니다. 이런 조합은 처방하는 의사가 알아서 안 하는 게 맞지만 우리나라의 약 처방 시스템은 생각보다 허술합니다. 그래서 만약 약이 너무 많거나 이상하면 처방하는 의사에게 문의할 필요가 있습니다. 자기 입에 들어가는 약은 자기가 가장 철저히 잘 알아야 하기 때문이죠.

이뇨제에 신경안정제까지

아미로이드, 다이크로진, 디아크로짓 등은 이뇨제의 종류들입니다. 내과적으로 신장 기능에 이상이 있는 환자들에서

부종을 완화시키기 위해 쓰는 약입니다. 당연히 소변으로 수분을 과하게 배출시키면 하루에 몇 kg씩이라도 빠질 수 있겠지만 그저 눈속임일 뿐입니다. 약 끊고 물 먹다 보면 도로 올라올 체중이죠. 하지만 약을 쓰는 기간 동안에는 신장에 과부하를 걸었던 후유증이 남는데 쉽게 표현하자면 신장을 쥐어짜서 신장 수치가 올라가게 됩니다. 이런 약들을 다이어트약에 교묘하게 넣는 병원들이 아직도 있는가 하면 불법으로 유통이 되는 해외 유통 다이어트약, 예를 들어 태국 다이어트약 이런데도 꽤나 들어가 있습니다. 알고 먹으면 억울하지라도 않지, 모르는 상태에서 6개월, 1년이고 지속 복용하다가 급성 신부전으로 응급실에 가서 투석을 한 케이스도 있었습니다.

　디아제팜, 로라제팜이라고 하는 신경안정제를 사용하는 경우도 종종 볼 수 있습니다. 펜터민 등 각성작용을 유발하는 식욕억제제가 불면증을 유발할 수 있기 때문에 애써 수면제를 써서 재우는 것입니다. 단기간 다이어트약의 부작용을 줄이기 위해 사용한 신경안정제가 평생 불면증에 시달리게 할 수도 있으니 매우 조심해야 합니다.

넘쳐나는
다이어트 영양제

다이어트 영양제를 구매하는 심리

다이어트약이라고 하면 병원에서 처방받는 전문의약품 비만치료제와 시중에서 판매하는 영양제를 착각하는 분들이 은근히 많습니다. 그런 영양제를 1~2가지씩은 복용해 본 경험이 대다수 있고 비만치료제를 처방받으면서까지 그 약들을 같이 복용해도 되느냐고 물어보는 경우도 있었습니다. 다이어트 영양제에 대한 소비는 매년 증가하고 있어서 한국건강기능식품협회에 따르면 구매액이 2019년 1,497억에서 2023년 2,361억 원까지 증가했다고 합니다.

영양제를 먹는 심리는 일단 먹어서 손해 볼 것은 없겠다는 인식이 큽니다. 광고를 할 수 없는 전문의약품과 다르게 예쁘고 잘생긴 연예인들이 나와서 살을 빼줄 것처럼 광고를 하니 쉽게 더 끌리죠. 약 이름도 자극적이어서 체지방을 진짜 '컷' 해줄 것 같고 오늘 저녁 먹은 것을 '안 먹은 걸로' 만들어 줄 것 같기도 합니다. 일종의 보험을 하나 들어놓는 셈인데 다른 건 몰라도 다이어트 영양제를 보험처럼 먹어버리면 핵심적인 식사 조절이나 운동에 소홀해질 수 있기 때문에 차라리 안 먹느니만 못한 결과를 가져올 수 있습니다.

거기서 거기인 다이어트 영양제의 성분

병원에서 처방받는 비만치료제와의 차이도 명확합니다. 전문의약품은 계속 신약이 개발되는 것에서도 알 수 있듯이 임상실험을 거쳐 평균적으로 몇 kg의 체중이 내려가더라는 연구들을 바탕으로 합니다. 안전성까지 최종적으로 테스트를 마치고 미국 FDA나 유럽 EMA의 허가를 획득하고 국내에 출시되며 최종적으로는 전문의의 진료를 거쳐 필요성이나 득실을 따져서 처방하게 됩니다.

하지만 시중 판매 영양제는 '건강기능식품'입니다. '체지방 감소에 도움을 줄 수 있'는 기능성 성분을 배합해서 여러 회사에서 제품을 출시하는 것인데 이런 기능성을 인정받은 성분이 몇 개 없습니다. 아마 많이들 들어보셨을 가르시니아 캄보지아, 녹차추출물, 레몬밤추출물 등이 전부여서 이 몇 가지 성분에다가 비타민 좀 섞고 유산균 좀 섞고 해서 마치 새로운 제품인 양 세상에 나오는 것이 대부분입니다. 가르시니아 캄보지아 추출물은 2022년에는 1,675건의 영양제에 들어갔을 정도입니다.

아무 약에 내 몸을 맡기지 말자

그나마 국내에서 안전하게 제조하고 유통된 약이라면 다행이지만 최근 해외 직구로 국내 반입된 다이어트 영양제들이 큰 문제가 된 적이 있습니다. 2024년도 여름 우리나라 식품의약품안전처가 온라인 쇼핑몰을 통해 국내에 들어오는 외국 다이어트 식품을 검사한 결과 40개 중 17개가 위해 성분이 들어간 부적합 판정을 받았습니다. 이들 약에는 전문의약품 성분인 부프로피온이라고 하는 항우울제 성분이 몰래 들어간 약도 있었고 심지어 발암 가능 물질인 페놀프탈레인이 검출된 약도 있었다고 합니다. 정말 아무 영양제나 먹어서는 안 되겠죠.

대부분 이런 약을 사보는 시작점이 지인의 경험담이나 인터넷의 경험담이기 때문에 다이어트약 복용에 있어서 가장 경계해야 할 것이 '누가 이 약 먹고 몇 kg 빠졌다더라' 하는 입소문입니다. 정식 검사도 없이 해외에서 들어오는 약들에는 그만큼 위해 성분이 포함될 가능성이 높기 때문에 그런 약에 내 몸을 맡기는 행위는 너무나 위험합니다.

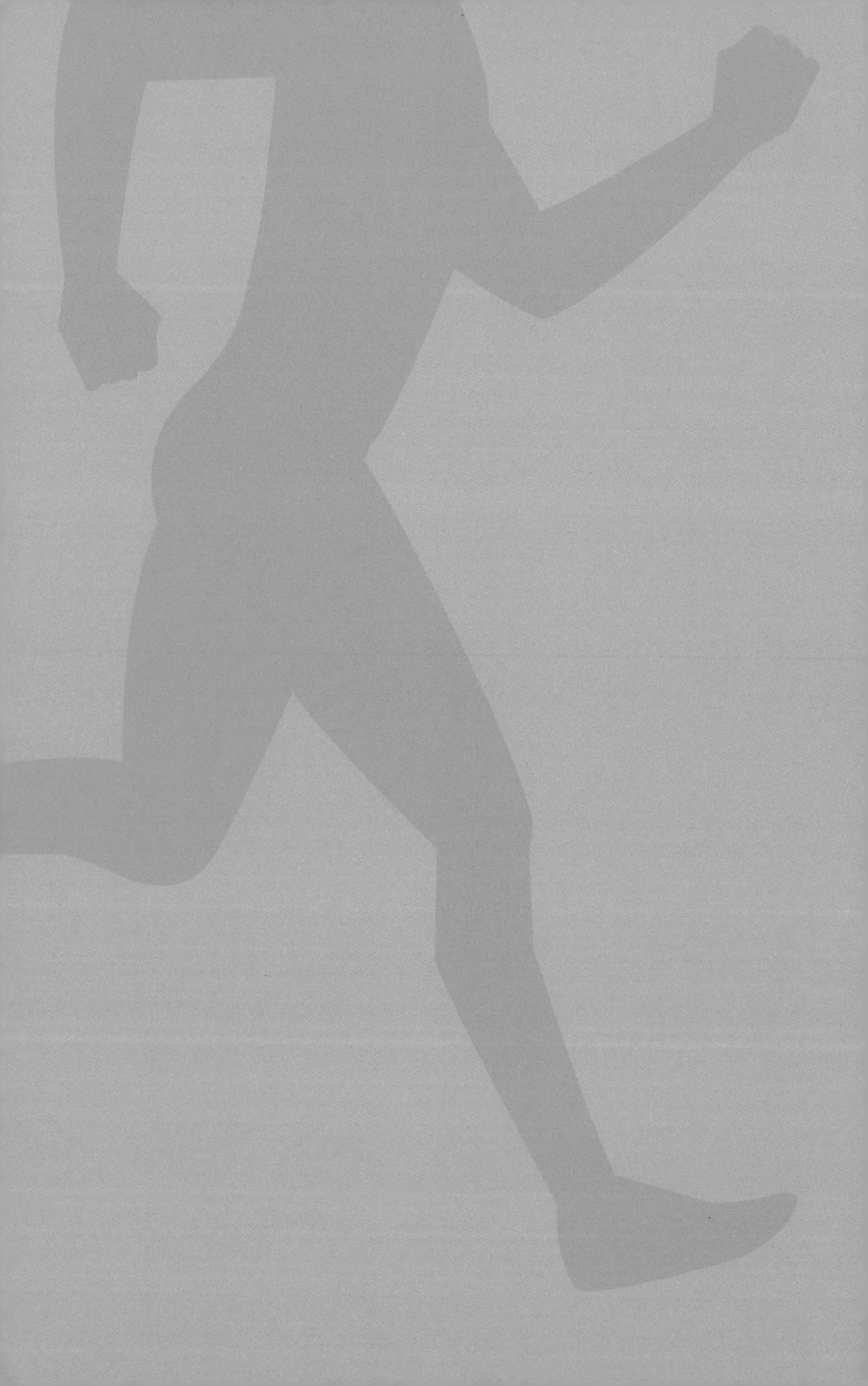

식욕억제제가 아닌 비만치료제의 시대

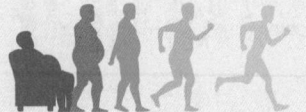

병원에서만 파악 가능한
체중증가의 숨은 원인들

　관리형 다이어트 병원의 필요성은 오신 분들의 체중증가의 원인을 파악하는 데에도 있습니다. 기존의 다이어트 병원들이 원인 파악을 하지 않고 누구에게나 일률적이고 일회성인 약 처방을 해왔다면 관리형 다이어트 병원은 개개인 별로 체중증가의 원인을 파악하고 치료 목적의 약과 주사를 사용하여 긴 호흡으로 끌고 나가는 것이 목표입니다.

　이렇게 원인에 대해 상담을 하다 보면 다른 약제에 의하여 의도치 않게 살이 많이 찐 경우를 많이 볼 수 있는데 크게는 여성호르몬제, 스테로이드, 항우울제의 3가지 경우로 나닙니다.

여성 호르몬제 미레나 포함

생리불순, 심한 생리통 등으로 산부인과에 방문하여 자궁내막증 등을 진단받은 경우 여성 호르몬제를 처방받는 경우가 많습니다.

원래 여성 호르몬제는 체중에 있어서 neutral 중립, 즉 체중을 무조건 증가시키는 약은 아닙니다. 오히려 여성 호르몬제를 사용하고 자궁내막이 좋아지면서 체중이 감소하는 경우도 간혹 볼 수 있습니다.

하지만 월경전증후군 PMS에서 보듯이 다른 사람들보다 호르몬의 영향이 식생활에 더 크게 작용하는 사람도 분명 있습니다. 예를 들어 미레나를 삽입하고 3년 동안 12kg이 쪄서 그사이 다이어트약도 먹어보고 한약도 먹어보고 했는데 체중이 전혀 내려가지 않는 경우입니다.

그렇다면 이럴 때는 미레나 같은 여성 호르몬제가 체중을 상방으로 견인하는 역할을 하기 때문에 산부인과 선생님과 상의를 해서 미레나를 빼거나 다른 약으로 대체할 수 있는지를 반드시 알아봐야 합니다. 그렇게 해서 체중의 세팅값이 자연스럽게 내려오면서 굳이 비만치료가 필요하지 않을 수도 있습니다.

스테로이드

비만치료를 할 때 살이 찌는 원인을 그대로 남겨놓고 식욕억제제만 강하게 쓰면 안 되겠죠. 원인 파악을 위해 상담을 하던 중 어떤 약을 사용한 시점을 캐물어서 그 약을 사용한 후부터 좀 더 체중이 늘지 않았냐고 여쭤보면 그제야 끄덕이시는 분들이 꽤 많습니다.

스테로이드는 특히나 유명해서 체중과 관련이 크다는 것을 이미 아는 분들이 많습니다. 하지만 워낙 광범위하게 사용되는 약이다 보니 스테로이드가 체중증가의 원인인 것을 알아차리지 못하고 자책을 하는 경우가 많아서 안타까울 때가 있습니다. 운 나쁘게 난청이 왔다든지, 피부질환이 있었다, 알러지가 심했다, 자가면역질환이 있었다, 목디스크 때문에 주사를 종종 맞았다 등등 경우도 정말 여러 가지입니다.

항우울제

요즘 들어 정신건강의학과의 문턱이 많이 낮아지면서 항우울제를 사용하는 분들이 많은데 덩달아 체중증가의 부작용을 호소하시는 분들도 늘고 있습니다.

경험적으로는 아빌리파이나 쿠에타핀, 발프로엑스류를 처방받으면서 체중이 무섭게 늘어나는 경우를 많이 볼 수 있는데 아빌리파이 같은 약은 기분조절 효과가 매우 탁월하나 부작용으로 단 음식이 많이 당긴다는 호소를 많이 합니다.

이런 상황에서 다이어트 병원에 내원을 했다면 최대한 상호충돌이 없고 체중감량에 도움이 되는 약을 써야 하고 감정적인 부분도 최대한 많이 고려해야 합니다. 체중이 감소하면 기분도 좋아지고 자존감도 올라갈 가능성이 높기 때문에 "궁극적으로는 살 많이 빼서 우리 약도 끊고 그쪽 약도 끊도록 해봅시다." 라고 지지와 격려를 해드립니다.

위의 3가지 대표적인 사례보다 더 흔하게 고도비만으로 이끄는 약들이 있으니 바로 지금까지 병원에서 다이어트용으로 쓰던 '강력한 식욕억제제'들입니다.

병원 다이어트약보다
한약이 더 안전한 게 아니었어요?

가장 나중에 방문하는 비만클리닉?

아직까지는 다이어트를 할 때 병원을 첫 번째 장소로 선택할 확률이 높지는 않습니다. 샐러드나 원 푸드 다이어트 같은 널리 알려진 식이요법을 가장 먼저 해볼 것이고, 그다음으로는 귀찮지만 헬스, 필라테스 같은 운동을 등록해서 시작할 가능성이 높습니다. 가장 기본적인 2가지로 체중감량이 안 되면 다이어트 보조제나 건강기능식품에 관심이 생기면서 인터넷을 찾아보기 시작하겠죠. 한국건강기능식품협회 자료에 따르면 '체지방 감소'라고 써 있는 제품 구매액이 2022년에는 2,406억이나 되었다고 합니다.

　최종적으로 다이어트 병원을 오기 전에 보통 먼저 방문하는 곳이 있으니 바로 한의원입니다. 왜인지 한약은 순하고 안전하고 보약 같은 느낌이랄까요. 하지만 다이어트 한약에 들어있는 마황 성분은 부정맥, 심근경색, 뇌출혈 등의 부작용으로 미국 FDA에서 일정량 이상 사용이 금지된 성분입니다. 하지만 지금도 각 한의원마다 천차만별로 쓰고 있어서 안전성이 충분히 확보되었다고는 할 수 없습니다. 상황이 이러함에도 불구하고 마케팅 때문인지 다이어트약은 한약이 더 안전하다고 믿는 경향이 있고 병원 다이어트약에 대한 불안감은 여전히 큰 상황입니다. 병원 다이어트약에 대한 인식이 이렇게 안 좋아지게 된 데는 이유가 있겠죠.

┌ 한 달에 10㎏ 빠지는 것이 오히려 문제

　한 조사에서 다이어트에 성공한 지인을 따라 다이어트를 해본 경험이 있다고 응답한 비율이 젊은 여성에서 90%에 육박한다고 하는데요. 그만큼 다이어트는 입소문이 매우 중요한 분야입니다. '친구 누구누구가 어디 병원 원정 가서 한 달에 10kg 빠졌다더라' 이런 말을 들으면 혹하지 않을 수가 없는 노릇이지요. 그런데 문제는 '오히려' 한 달에 10kg이 빠질 정도로 강력한 향정신성 식욕억제제 처방을 남용하는 이런 병원들이었습니다. 2종, 3종의 식욕억제제는 물론이거니와 이뇨제와 수면제까지 동원합니다. 식음이 전폐되고 소변으로 체수분도 배출되어 버리니 10kg이 빠질 수는 있어도 그 후유증이 너무 심합니다. 또 이런 약들은 마치 식욕억제 능력을 가불하여 당겨쓴 것처럼 약을 끊고 난 후 체중유지가 매우 어렵습니다. 5kg 빠졌다가 7kg 찌고, 또 사용하면 10kg 빠지는데 15kg 찌면서 점점 고도비만이 되는 역설적인 상황이 발생하기도 합니다.

펜터민의 국내허가가 2004년이었기 때문에 이런 병원이 족히 20년은 비슷하게 처방을 했다는 말인데 이렇게 '정도'를 지키지 않는 몇몇 병원들이 최근에는 검찰 조사를 받았고 다행히 많은 병원들에서 향정신성 의약품 사용을 최소화하려는 자구적인 노력도 많이 시작하고 있습니다. 다시 강조드리지만, 살이 훅 빠지는 약은 명약이 아니라 그저 몸을 해치는 약일 뿐입니다.

예전 약들에 비해 점점 안전하게 진화하는 비만치료제

건강보험심사평가원 통계자료에 따르면 비만으로 인해 병원을 찾는 환자가 2017년 1만 4,966명에서 2021년 3만 170명으로 2배 이상 늘어나며 꾸준히 증가하는 추세라고 하고 아마 2025년인 지금은 더 많이 늘었을 것입니다. 병원 다이어트에 대한 인식이 많이 바뀜을 느끼고 있고, 이는 점점 안전하게 개량되고 있는 좋은 비만치료제들 덕분일 것입니다. 2018년 국내에 출시된 리라글루타이드Saxenda, 2020년 출시된 Qsymia는 국내 처방량에 있어 양대 산맥으로서, 장기처방의 안전성이 확보되어 있는 것들이 특징입니다.

리라글루타이드Saxenda 주사는 비만치료 주사제의 시초 같은 약으로 포만감을 인위적으로 주는 GLP-1 유사체입니다. 매일 1회 자가주사를 해야 한다는 번거로움은 있으나 잘 들기만 하면 효과가 드라마틱한 약으로 출시 당시에도 센세이션을 불러일으켰습니다. 기존에 없던 계열의 약으로 원래는 당뇨치료제로 개발되었던 약이라서 건강에 도움이 되고 무엇보다 각성 작용이 없다는 것이 최대 장점입니다.

Qsymia는 기존의 펜터민과 토피라메이트를 조합한 약으로 하루 한 번 간단하게 한 알로 복용할 수 있는 점이 장점입니다. 리라글루타이드 주사제와 마찬가지로 미국 FDA 승인 장기처방이 가능하다는 것이 특징입니다.

    그런데 더 놀라운 것은 앞으로는 병원에서 처방하는 비만 치료제 약들이 효과나 안전성 측면에서 가히 혁명적으로 더 좋아질 것이라는 점입니다.

대비만치료제 시대로의
진입

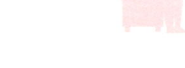

이제는 식욕억제제가 아니라 비만치료제의 시대

비만치료제가 허가를 받고 시판이 되기 위해서는 약을 사용한 사람이 그렇지 않은 사람보다 몇 kg이 더 빠졌다는 구체적인 연구들이 뒷받침되어야 하고 보통 그 기준을 결정하는 곳은 미국 FDA 식품의약품안전처 입니다.

현재 FDA의 장기치료 가능 비만치료제 승인기준은 체중 감량 정도가 플라세보군 대비 5% 초과하거나 5% 이상 체중 감량을 달성한 참가자의 비율이 전체의 35% 이상이어야 한다고 정해져 있습니다.

하지만 비만과 만성질환과의 연관성에 대한 연구가 쌓이면서 5% 감량은 크게 의미가 없고 비만환자에서 약 15%의 체중감량이 이루어져야 당뇨, 고혈압, 심혈관질환이 유의미하게 개선되는 것으로 밝혀졌습니다. 지금까지의 비만치료제는 5~10% 정도의 체중감량을 유도했기 때문에 위의 합병증들을 개선하는데 탁월하지 않았지만 향후 출시될 약제들은 15%에서 최고 24%까지의 체중감량률을 보여주기 때문에 당뇨약, 혈압약을 쓰기 전에 오히려 비만치료제로 살을 빼는 것을 고려해 볼 수 있게 된 것입니다. 그래서 이 약물들은 2세대 비만치료제로 명명되며 주로 GLP-1/GIP/glucagon 유사체 펩타이드이거나 GLP-1 수용체 효현제에 아밀린이나 PYY, oxyntomodulin 같은 포만감 호르몬을 결합한 형태의 신약들입니다. 출시가 되었거나 가까워진 두 주사제부터 살펴보겠습니다.

진짜로 건강에 도움이 되는 다이어트약, 세마글루타이드

세마글루타이드 semaglutide는 기존 사용 중인 리라글루타이드 liraglutide의 제약사 Novo Nordisk에서 나오는 개량신

약입니다. GLP-1 유사체이나 GLP-1을 분해하는 효소인 DPP-4에 의한 분해를 보호하는 지방산의 결합력을 높여주어 반감기를 기존 13시간에서 약 1주로 연장한 것이 특징이죠. 현재 리라글루타이드의 최대 장벽이 매일 자가주사 하는 것이기 때문에 주 1회 사용하는 주사제의 등장은 매우 기대가 됩니다. 미국에서는 공급이 수요를 따라가지 못할 정도로 품귀현상이 빚어지고 있다고 하는데 일론 머스크, 킴 카다시안, 오프라 윈프리 등의 유명인사가 사용하여 더욱 화제가 되었습니다. 국내에서는 2023년 4월 비만치료제 위고비Wegovy라는 이름으로 승인이 이루어졌으며 24년 하반기에 실제 출시가 되었습니다. 한편, 2023년 11월 발표된 세마글루타이드의 심혈관계 위험도 감소를 보는 SELECT의 연구결과 비만환자에서 주요 심혈관계 사건 위험을 20% 유의하게 낮추는 것으로 확인되어 진짜로 '수명연장'에 기여하는 최초의 비만치료제가 되었습니다.

┌
위절제술만큼 압도적인 터제파타이드

터제파타이드 tirzepatide는 다국적제약사 Ely Lilly사의 주사제로 미국에서는 이미 당뇨약제로 출시되어 사용 중이며 비만치료제로도 허가가 되었습니다. 기존 GLP-1 효현제에 GIP Glucose-dependent Insulinotropic Polypeptide를 결합한 형태로 이 역시 116시간 정도의 반감기를 가져 세마글루타이드와 마찬가지로 주 1회 사용하는 주사제입니다. 2022년 4월 공개된 SURMOUNT-1 이라는 연구에서 실험 참여자의 평균 체중감량률이 -22.5%로 나와 현재 출시된 비만치료제 중에서는 가장 압도적인 성적을 보여주고 있습니다. 100kg인 사람들에서 평균적으로 22.5kg를 감량시킨다는 것이기 때문에 정말 대단한 약이 아닐 수 없습니다. 2024년 7월 국내 식약처에서도 비만치료제 마운자로 Mounjaro로 승인되었으며 빠르면 2025년 하반기 쯤에는 실제로 사용해 볼 수 있지 않을까 합니다. 출시가 된다면 압도적인 체중감소율을 바탕으로 다시 한번 국내 다이어트 시장을 뒤흔들 만한 큰 변수가 될 것입니다.

혈압약을 쓰기 전에
비만치료제를 먼저

비만치료제의 미국 건강보험 승인의 의의

비만치료제의 미국 건강보험 승인의 의의는 남다릅니다. 이전까지는 당뇨병, 고혈압, 고콜레스테롤혈증을 진단받는 경우에 체중을 내리기보다는 해당 질병의 약을 처방하는 것이 당연시되었는데요. 지금부터는 체중 때문에 생긴 만성질환이라면 그 약들을 사용하기 이전에 비만치료제를 사용하여 체중을 먼저 낮춰보자는 이야기가 됩니다.

여기서 등장하는 개념이 ABCD Adiposity-Based Chronic Disease라는 개념이고 해석하자면 '지방세포로 인해서 생기는 만성질환'입니다. 당뇨병이면 혈당을 계속 측정하고, 고혈압 환자면 혈압을 계속 주시하는데 이런 질환이 체중 때문이라면 왜 체중을 타깃으로 관리를 하지 않느냐는 것이죠.

이렇게 주장할 수 있게 된 배경은 그동안 많은 연구들이 이루어졌기 때문입니다. 체중의 15%를 빼면 2형 당뇨병을 예방할 수 있고 심혈관질환의 위험률을 낮추는 등의 체계화된 연구들이 축적이 되었고 마침내 평균적으로 15% 이상 체중감량을 도와주는 세마글루타이드, 터제파타이드 등의 약들이 등장하면서 빛을 발하게 된 것입니다. 그래서 이 약들은 2세대 비만치료제 Second generation Anti-Obesity Medication로 분류가 됩니다.

비만치료제가 치매 치료까지

앞서 말씀드린 두 약물은 '글루카곤 유사 펩타이드 GLP-1 수용체 작용제'로 비만치료제이기도 하지만 원래는 혈당을 조절하는 당뇨약이기도 합니다. 인슐린을 조절해 혈당을 조절하고 더해서 포만감을 불러일으켜 식욕을 억제하는 데 관여하는 호르몬이죠.

그런데 이 약물들이 간, 신장, 심장 등 다양한 장기에 발생한 염증을 줄여줄 수 있다는 놀라운 결과 또한 보이고 있습니다. 2021년 이후 등장한 연구에서 사람과 동물 실험 모두 간의 염증을 줄여 지방간을 완화하는 결과가 나왔습니다.

더하여 국제학술지 네이처는 이 약물의 염증 완화 효과가 뇌에도 작용하는 것으로 추정됨에 따라 파킨슨병이나 알츠하이머 치매 치료에도 사용할 수 있을 것으로 보고 있습니다. 명확하게 어떠한 원리로 염증이 완화되는지 기전은 밝혀지지 않았지만 혈당 강하와 별개로 항염증 효과를 내는 별도의 기제가 있을 것으로 추측하고 있습니다. 따라서 각 회사는 비만치료제인 위의 약을 초기 알츠하이머 치료제로 쓸 수 있을지 임상시험을 진행하고 있고 현재까지 결과는 꽤 긍정적인 상황입니다.

또 비만과 당뇨병 환자들이 이 약들의 치료를 받는 동안 술과 담배에 대한 갈망이 줄어든다는 보고도 있어서 약물 중독에 대한 임상시험이 진행되고 있기도 하죠.

그래서 국제학술지 사이언스는 2023년 최고의 과학성과로 GLP-1 계열의 비만치료제를 선정하기도 했습니다.

향후에 더 좋은 약이 많이 나올 거예요

비만치료제 신약 개발은 아직 끝이 아닙니다. 더 좋은 원리의, 더 좋은 복용 방법의 약이 계속 연구 중이고 발표되고 있습니다. 기존의 비만치료제들이 주사제라는 불편함이 있었다면 현재 임상시험 중인 제약회사들의 약제는 간편하게 복용할 수 있는 경구약 제제들입니다. 이러한 경구제들 역시 주사제에 뒤지지 않는 압도적인 체중감량 결과들을 내고 있다고 합니다.

이런 약들의 기대감 때문인지 현재 매출이 전 세계적으로 높은 블록버스터 약물들이 주로 항암제들이라면 미래에는 1등부터 10등까지 다 비만치료제가 될 것이라는 예측도 있습니다.

이렇게 약들이 발전하는 건 좋은데 이런 약 결정은 누가 결정해 주고 어떻게 사용해야 할까요?

비만치료제를 이용한
평생 체중관리의 개념

쏙 빼주고 다시는 안 찌는 걸까?

꿈의 신약이라고 불리는 비만치료제들, 진짜 이 약들은 살을 쏙 빼주고 다시는 찌지 않게 해주는 걸까요? 결론부터 말씀드리면 그렇지는 않습니다. 오랜 기간 동안 뚱뚱하게만 살았던 사람들이 비만치료제의 도움으로 20㎏ 가까이 감량했다면 너무나 달라진 모습에 기적의 신약이라고 생각할 수 있죠. 하지만 6개월이 지나고 1년이 지나면 약간은 다시 살이 붙어서 후덕해진 모습을 볼 가능성이 높습니다. 그 유명한 일론 머스크도 마찬가지이죠. 꽤나 고무줄처럼 움직이는 체중을 자주 목격할 수 있는데 하도 자주 그것을 반복하다 보니 등장할 때마다 항상 다른 외모에 익숙해지기까지 합니다.

실제 논문상으로도 약 사용을 중단하고 1년 후 관찰한 연구결과 감량한 체중의 3분의 2를 회복하는 모습을 볼 수 있었고 감량한 체중을 유지하는 비율도 꽤 낮은 것으로 되어 있습니다.

하지만 여기서 희망을 드리고 싶은 점은 원래 사람 체중이 그렇다는 점입니다. 다이어트라는 것이 흔히들 상상하듯이 쏙 빠지고 다시는 안 찌는 그런 완성의 개념이 아니라는 것입니다.

비만치료제의 의의

그럼 이렇게 요요현상의 확률이 높다면 이런 비만치료제들이 전혀 의미가 없는 걸까요? 여기서는 병원에서 직접 사용해 본 경험, 즉 임상적 경험을 곁들여서 논의해 볼 수 있습니다.

체중관리에 있어서 최선책은 예방입니다. 즉 최고 체중을 계속 갱신하지 않는 것이고 두 번째 차선책은 올라간 체중을 방치하지 않는 것입니다. 왜냐하면 식단과 운동의 밸런스가 깨진 상태를 놔두면 체중은 계속 올라가기만 할 가능성이 많기 때문이죠. 사람이 큰일이 생기지 않는 한 갑자기 마음먹는다고 환경을 바꿀 수 있는 것도 아니고 식사량을 줄이는 것도 하루 이틀이지 유의미하게 체중감량을 원하는 만큼 지속하기가 쉽지가 않습니다.

이럴 때 비만치료제가 의미가 있는 것입니다. 원할 때 수월하게 식사 조절을 시켜주고 5kg면 5kg, 10kg면 10kg 원하는 만큼의 체중을 감량하는 데 있어 성공 확률을 높여주는 역할이죠. 게다가 옛날 약들과 달리 각성을 유발하지 않으면서 혈당, 심혈관질환 측면에서 이점을 나타내는 비만치료제 신약들의 등장은 너무나 반가운 일입니다. 또한 이 약들은 썼다 안 썼다 반복 사용할 수 있다는 안전성이 최대 장점인데 올라가면 다시 내리고 올라가면 다시 내리고 이런 식으로 평생에 있어서 체중관리에 도움을 주는 좋은 수단으로 볼 수 있습니다.

체중관리 해주는 병원의 역할

비만치료제는 전문의약품이라 병원에서만 처방받을 수 있습니다. 한의원 아니고 헬스장은 더더욱 아닙니다. 지금도 다이어트약을 처방해 달라고 하면 묻지도 따지지도 않고 내어주는 곳도 많고 비대면으로도 처방전이 날아온다고 하지만 적절한 관리 없이 비만치료제를 처방만 받아 사용하는 것은 매우 위험한 일입니다.

그때그때 필요한 순간에 개입을 하고 어떤 약제를 사용할지 고민하고 언제 중단할지 등을 결정해 주는 나만의 체중관리 주치의가 있다면 얼마나 좋을까요. 주사제의 용량도 약제마다 다 달라서 매주 체중을 확인하면서 용량을 결정하고 변경할 필요도 있습니다. 거기다가 정기적으로 알람도 보내주고 갱년기 관리 같은 건강관리까지 해주면 금상첨화이겠죠.

그래서 향후 비만치료제들이 더 좋아지고 많이 등장한다는 것은 그것을 체계적으로 관리할 병원들의 필요성이 커지는 것을 의미합니다. 미래에는 가까운 주치의 병원에서 지금 건강검진 하듯이 정기적으로 체중을 관리하는 것이 당연해지는 시대가 올 것입니다.

그럼 체중감량을 할 때 좀 더 병원을 잘 이용하는 방법도 알아볼까요?

주치의가 체중을 일생 동안 관리해 준다면 얼마나 좋을까?

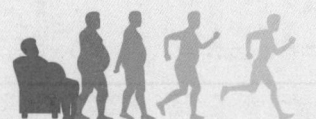

다이어트의 핵심은
누군가의 개입이다

누군가의 잔소리가 키 포인트

진화하는 비만치료제도 좋지만 결국 다이어트는 먹는 것이 가장 중요합니다. 영양학적으로도 체중감량에 도움이 될 만한 식단에 대한 의견은 여전히 분분한데 저탄수화물, 고지방 식이가 대세인가 싶다가도 저지방 식단이 낫다는 논문이 등장하기도 합니다. 간헐적 단식도 공인되는가 싶더니 간헐적 단식이 위험하다는 논문도 심심치 않게 볼 수 있습니다.

2014년 〈미국의학협회저널〉에 어떤 식단이 체중감량에 더 도움이 되는지에 대한 종합 분석 연구가 게재된 적이 있습니다. 결론부터 말하면 식단 간의 차이는 미미했고 그것보다 더 중요한 것이 바로 행동지원 behavioral support 이었다고 합니다. 즉, 누군가 옆에서 잔소리하는 것 같은 중간중간의 개입이 정말 중요하다는 것이죠.

진료실에서도 식단에 대해서 얘기를 나눠보면 "어떤 음식이 살찌는지는 다 알아요."라는 반응을 꽤 흔히 볼 수 있지만 알면서도 잘 안되는 게 다이어트입니다. 예를 들어볼까요. 누군가 규칙적으로 시간에 맞춰 건강식을 차려주고, 규칙적으로 몸을 움직이게 해준다면 얼마나 좋을까요. 그것까지 바라지 않더라도 평소보다 과식하려 할 때, 스트레스를 받아서 배달시키려고 할 때 누군가 옆에서 제어해 준다면 정말 큰 도움이 되겠죠. 혼자 자취하는 사람일수록 체중관리가 어렵더라는 연구가 있는 것도 이런 이유 때문입니다.

헬스장 PT와 다이어트 업체의 공통점

다이어트를 위해 대부분 가장 먼저 고려하는 것이 운동입니다. 운동도 혼자 하면 작심삼일이기 때문에 약속 잡고, 리마인드해 주고, 식단도 확인해 주는 PT가 더 체중감량을 유도할 수 있겠죠. 또 그다음으로 찾을 수 있는 '주×스' '1×일 동안' 같은 여러 다이어트 업체들도 고려할 수 있는데 이런 업체들과 헬스장 PT와의 공통점이 있으니 바로 "자주 보자"고 한다는 점입니다. 운동도 주 2회는 기본적으로 가야 하고 갈 때마다 체중을 측정해서 경각심을 갖게 하고 다이어트 업체는 주 3회 방문을 권장하면서 식단에 대한 교육을 타이트하게 한다고 합니다.

다이어트약을 복용할 때도 마찬가지입니다. 다이어트약 한 2달 치 타오면 처음엔 좀 빠지는가 싶더니 끝날 때쯤엔 도로 올라간 체중을 볼 수 있죠? 지금은 최대 처방 일수가 28일로 제한되었지만 예전에는 정말 약 처방에 아무 제한이 없어서 2달, 3달씩 처방이 나가는 경우가 많았다고 합니다. 뭐 사실 "약은 줄 테니 그다음은 알아서 하세요."라는 거나 마찬가지였죠. 진료실에서도 약을 짧게 짧게 드리면서 자주 보자고 팔로우업을 하는 것과 한 달 치를 길게 드리는 것은 체중 감량 측면에서 큰 차이가 있습니다. 1주일 만에 뵌다면 약도 꼬박꼬박 잘 챙기고 병원 오기 전날 조금이라도 신경을 더 쓸 텐데 한 달 치를 드리면 아무래도 방심하고 해이해질 가능성이 큽니다.

의지력을 사야 한다

자주 보는 것을 달리 말하면 체중감량을 의지의 영역이 아닌 시스템으로 관리한다는 얘기가 됩니다. 재밌게 표현하자면 "의지력을 사야" 하는 것이죠. 그게 PT가 되었든 다이어트 업체가 되었든 병원이 되었든 시스템 속에서 살이 빠지는 거고 할 때 하고 안 할 때 안 하는 게 다이어트라고 생각합니다. 그러면서 최고 체중은 갱신하지 말아야 하고 원하는 체중 근처에 머물려고 운동과 식단 등의 노력도 꾸준히 해야 합니다.

시스템적인 것과 관련해서 재밌는 팁을 하나 더 드리자면 다이어트 프로그램에 등록하면 여기저기 주위 사람들에게 널리 알리는 게 다이어트의 성공 확률을 높일 수가 있습니다. 병원의 도움을 받는다, 건강관리 시작했다, 이렇게 널리 알릴수록 회식이나 약속도 덜 잡을 수 있고 식사하는 데 주위의 눈치 도움까지 받을 수 있습니다. 다이어트하는 것이 민망하다고 숨기면 이리저리 따라다니다가 한 방에 무너질 수도 있습니다.

다이어트는
프로젝트다

여유가 없음에서 출발하는 비만

"비만 유행의 근본 원인은 많은 사람들이 건강한 음식과 운동에 접근하기 어렵기 때문이다."라는 말이 있습니다. 진료실에서도 정말 여유가 없는 데서부터 살이 찌기 시작한 경우를 많이 볼 수 있습니다.

현대인들은 아침에 다들 너무 시간이 부족하죠. 시간이 없어서 대충 빵이나 주스 한 잔은 꼭 해야 한다고 생각하신다면 그건 오히려 아닙니다. 체중이나 건강 관점에서는 정제 탄수화물을 섭취하는 것보다는 차라리 '안' 먹는 것이 낫습니다. 제가 아침을 안 먹어도 된다고 하는 이유는 양질의 음식보다는 정제 탄수화물로 '때울' 가능성이 많아서입니다. 여기서 양질의 음식이란 '단백질과 식이섬유'로 구성된 식단입니다. 삶은 계란에 방울토마토 정도면 괜찮은데 보통은 빵이나 시리얼로 가게 되죠. 혹은 과일을 갈아 먹어서 혈당을 빠르게 올리는 경우도 다반사입니다.

아침도 아침이지만 일과가 바빠서 여유 없이 식사하시는 분들이 살이 많이 찝니다.

쉬는 시간 10분에 식사를 해결해야 하는 학원 선생님들, 언제 식사 시간이 날지 몰라서 먹어둬야 하는 병원 선생님들, 데드라인에 맞추어 방송과 지면을 만들어 내야 하는 언론계 종사자 등등이 대표적입니다. 바쁜데 고기 구워 먹는 사람 잘 없겠지요. 주변에 컵라면과 과자, 빵이 항상 구비되어 있습니다. 이렇게 바쁜 일과가 휘몰아치고 나면 퇴근 후 보상심리로 몰아서 과식하는 악순환이 될 수밖에 없습니다.

다이어트 원리는 간단하고 실천이 어렵다고들 하시는데 가장 기본으로 돌아가자면 그냥 하루 두 끼 식사만 시간 맞춰서 할 수 있다면 꽤나 복 받은 것 아닐까 싶습니다.

여유가 있을 때 돌입하는 일종의 프로젝트

앞 챕터에서 조력자의 중요성을 강조했다면 이번엔 다이어트의 프로젝트성을 강조하려고 합니다. 다들 비만치료라고 하면 다신 안 찔 것같은 완성형 체중을 기대하시는데 아마 약의 종류 자체가 비만치료제라고 되어 있다 보니 더욱 그렇게 오해하게 만드는 측면도 있을 것 같습니다. 하지만 체중은 정말 고정값이 없습니다. 마치 살아 있는 생물처럼 계속 움직이는 것이 당연하고 하나의 숫자보다는 일정 체중과 체중 사이의 범위로 관리하는 것이 맞습니다.

다이어트는 오히려 가용자원을 이용해서 주의 집중력을 가져오는 일종의 프로젝트라고 말씀드립니다. 그래서 시간적으로도 바쁠 때보다는 여유가 있을 때, 마음적으로도 스트레스를 받는 상황이 아니라 좀 더 편안한 상태에서 다이어트에 돌입하는 것을 추천드립니다.

할 때 하고 안 할 때 안 해야 한다

평생 다이어트를 지속하면서 너무 지쳐버리거나, 참다가

참다가 폭발하는 경우를 많이 볼 수 있기 때문에 다이어트를 할 때는 하고 안 할 때는 오히려 안 하는 것이 나을 수도 있습니다. 마음대로 안 되는 체중 때문에 자존감이 떨어지고 심하면 우울증까지 연결되기도 합니다.

진료실에서는 다이어트를 재미있게 시즌 비시즌으로 설명하기도 하고 강약중강약으로 설명하기도 합니다. 예를 들어 내가 1년 중에도 업무가 바쁜 시즌과 아닌 시즌이 있다면 바쁠 때는 오히려 다이어트하기에는 적기가 아니고 한가해질 때 한 달이면 한 달, 3달이면 3달, 이렇게 기간을 정하고 목표체중을 설정하는 것이 좋습니다. 그래서 그 기간 동안에 목표를 달성하고 또 잘 지내다가 체중이 다시 올라가려고 하면 다시 다이어트에 돌입하는 식입니다. 물론 다이어트를 안 하는 비시즌에 너무 놓아버려서 체중을 와장창 올리는 것은 안 되겠죠.

병원에 오기 전후로
적어도 1~2가지는
바뀌어야 한다

잠을 바꾸면 다이어트가 쉬워진다

"선생님, 먹는 건 그렇게 많이 안 먹는데 살이 잘 안 빠져요."

진료실에서 가장 자주 듣는 말 중 하나입니다. 그런데 이런 이야기를 조금만 더 들어보면 대부분 공통적으로 겪고 있는 문제가 있는데 바로 '수면 부족'입니다.

수면은 단순한 휴식이 아니라, 몸의 대사 균형을 잡아주는 핵심 시스템입니다. 우리가 잠을 충분히 자지 않으면, 식욕을 조절하는 두 호르몬인 렙틴leptin과 그렐린ghrelin이 뒤바뀝니다. 렙틴은 포만감을 주는 호르몬이고, 그렐린은 식욕을 자극합니다. 잠이 부족하면 렙틴은 줄고, 그렐린은 늘어납니다. 즉, 자꾸 배가 고픈 상태로 하루를 시작하게 되는 것입니다.

또한 수면 부족은 인슐린 저항성을 높여 혈당 조절에도 나쁜 영향을 줍니다. 아무리 식단을 잘 조절해도 잠이 부족하면 몸은 쉽게 살을 빼지 못합니다. 체중은 '의지'가 아니라 '환경'이 좌우하기 때문이죠.

그래서 체중조절이 잘 안된다면 먼저 수면을 점검해 볼 필요가 있습니다. 매일 밤 최소 7시간, 가능하다면 10시~12시 사이에 잠들기를 권합니다. 이 작은 변화 하나만으로도 식욕이 줄고, 아침 공복 혈당이 안정되며, 체중 감소가 더 쉬워지는 경우가 많습니다.

스트레스가 쌓이면 살도 쌓인다

스트레스는 다이어트의 '숨은 적'입니다. 특히 바쁜 직장인, 육아로 지친 엄마들, 하루하루가 전쟁인 자영업자처럼 정신적으로 과부하가 걸린 상태에서 다이어트를 시도하면 성공할 가능성이 낮아집니다. 스트레스는 단순히 기분만의 문제가 아닙니다. 스트레스를 받을 때 분비되는 코르티솔이라는 호르몬은 체내 지방 축적, 특히 복부지방 증가와 깊은 연관이 있습니다.

게다가 스트레스를 받으면 뇌는 보상심리를 유도합니다. 단 음식, 자극적인 음식, 고지방 음식을 찾게 되는 것은 당연한 생리 반응입니다. 스트레스를 줄이기 위한 첫걸음은, 자신의 상태를 인식하는 것입니다. "나는 요즘 과하게 지쳐 있구나." "내가 지금 폭식을 하는 건 배가 고파서가 아니라 위로받고 싶어서구나."

이걸 인식하는 순간, 자신을 더 이상 자책하지 않게 되고 문제 해결의 실마리가 보이기 시작합니다.

병원에 오시기 전에 나만의 스트레스를 관리하는 방법을 하나 정하시는 걸 추천드립니다. 명상, 짧은 산책, 글쓰기, 차 한 잔의 시간, 심호흡이라도 좋습니다. 나에게 맞는 일상 속 회복 루틴 하나를 정하고 꾸준히 실천할 수 있다면 이 작은 스트레스 해소법 하나가 체중 감소뿐 아니라 삶의 질 전반을 바꿔줄 것입니다.

식단, 무조건 적게 먹는 게 아니라 똑똑하게 먹는 것

많은 분들이 다이어트를 단순히 '덜 먹는 것'으로 생각합니다. 하지만 굶는 식단은 몸이 먼저 망가지는 길입니다.

우리 몸은 에너지 공급이 부족해지면 기초 대사량을 줄이고 근육을 분해하는 방식으로 적응합니다. 결국 체중은 일시적으로 줄지만, 체지방률은 오히려 올라가고, 요요현상은 더 쉽게 찾아옵니다.

그래서 진료실에서는 이렇게 말씀드립니다.

"식단은 제한이 아니라 훈련이다."

식단 조절은 단순히 먹는 양을 줄이는 게 아니라, 무엇을 어떻게 먹을지를 배우는 과정입니다.

하루 세끼 중 하나만이라도 밥을 줄이고 단백질과 채소를 늘리는 것, 가공식품을 피하고 자연식을 선택하는 것, 야식 대신 따뜻한 물을 한 잔 마시는 것, 이런 작은 변화들이 모여 다이어트의 성공을 이끌어 냅니다. 바꾼다는 건 어렵지만, 바꾸지 않으면 아무것도 달라지지 않습니다.

병원은 단순히 처방을 받는 곳이 아닙니다. 자신의 삶을 점검하고, 조금 더 나은 방향으로 나아가는 계기를 만드는 곳입니다. 잠, 스트레스, 식단. 이 3가지 중 1가지라도 크게 바꿀 수 있다면 근본적인 체중은 달라질 수 있습니다.

체중을 전담해서
관리해 주는 주치의 병원

병원이 그냥 다이어트약 처방해 주는 데가 아니었어?

감히 예측해 보건대 앞으로 '다이어트' 하면 한의원이나 헬스장이 아니라 병원을 먼저 떠올리는 시대로 바뀔 것입니다. 예전 병원 다이어트약들이 안 좋은 선입견들을 만들었던 것들도 사실이지만 점점 발전하는 비만치료제 덕분에 비만이 정복될 날이 머지않아 보이기도 합니다.

그런 의미에서 마치 지금 혈압약, 고지혈증약을 타러 병원에 가듯이 체중만 전담해서 관리해 주는 본인만의 체중관리 병원이 있으면 더 좋겠죠. 비만치료제 신약들에 대한 이

해도가 높고 필요에 맞게 약제 선택을 잘해줄 수 있으면 금상첨화일 것입니다.

그래서 몇 년 전부터 몇몇 비만클리닉들은 환자분들의 체중관리를 위한 다이어트 프로그램을 운영하고 있습니다. 영양사의 영양상담까지 결합해 점점 더 효과적이고 세심하게 관리할 수 있게끔 많이 발전도 했습니다. 단순히 일회성으로 다이어트약만 처방하는 병원을 벗어나 인생 전체에 있어 현재의 체중을 점검해주고 평생 체중관리를 목표로 하는 병원들이 늘어나고 있습니다.

병원의 다이어트 프로그램

병원의 다이어트 프로그램은 보통 매주 내원하는 시스템입니다. 1주에 한 번 만나고 체중을 재는 것이 다이어트 감량 속도 측면에서 가장 효율적인데 2주로 텀이 늘어나면 2주 치의 체중이 내려가지 않는 경우를 많이 볼 수 있기 때문입니다. 매주 인바디를 측정하고 주치의와 상담을 하는 것이 오시는 분들에겐 일종의 숙제검사인 셈인데 병원 오기 전날 간식 하나라도 덜 먹게 만드는 하나의 계기가 되기도 합니다.

그렇게 매주 1kg 정도씩 체중감량을 누적시켜 2달이 경과되었을 때 적게는 6~7kg, 많게는 8~10kg 정도 감량을 목표로 합니다.

다이어트 프로그램에서 응용할 수 있는 약제의 선택 역시 매우 중요합니다. 처음 병원에 오시면 초진에 시간을 할애하면서 병력과 예전 다이어트 과거력을 파악하려고 노력을 합니다. 그다음 이 상황에서 어떤 약이 잘 들을지 어떤 약은 효과가 없을지 판단을 합니다. 그리고 또 중요한 것은 최초에 정한 1가지 약만 고집하지 않는다는 것입니다. 오히려 체중을 매주 측정하면서 약이 교체되거나 강화될 수 있다고 미리 말씀을 드리고 부작용은 없었는지 순응도를 파악하려는 노력을 기울입니다.

식단 파악 및 교정도 가능합니다. 직접 의사가 영양상담을 진행할 수도 있지만 영양사가 있는 병원에서는 대면 심층 식이상담을 진행하기도 하고 메신저로 비대면 관리를 하기도 합니다. 보통 다이어트약만 생각하다 보니 식단의 중요성을 간과하는 경우가 많은데 약의 도움을 받는 것은 잠깐일 뿐 이후의 식단관리에 따라 체중값은 결정이 됩니다. 그래서 다 아는 내용이라고 생각하지 마시고 병원 오기 전후로 뭔가 1~2가지만이라도 바꾸자는 마인드로 식이상담을 받으면 좋습니다.

건강관리 개념의 병원 다이어트

병원 다이어트는 단순 체중감량에만 포커스를 맞추지 않습니다. 오히려 건강관리의 관점으로 접근해서 호르몬 검사, 자율신경계 검사 등을 통해 원인을 파악하고 치료하려고 노력합니다. 검사를 통해 내가 몰랐던 살찌는 이유가 파악이 된다면 그것만 교정해도 살이 잘 빠질 것이고 반대로 체중이 증가하면서 나타날 수 있는 만성질환의 관리도 병원에서 같이할 수 있습니다.

대사치료도 병원에서만 할 수 있는 개념입니다. 세포의 미토콘드리아를 강화하고 중성지방의 분해를 도울 수 있는 아미노산 계열의 수액제를 정기적으로 투여하는 것은 체중감량에도 이득이지만 떨어져 있는 대사를 올려 향후에 요요를 예방하고자 함입니다. 체중계에 찍히는 숫자야 적게 먹는 만큼 내려가지만 결국에는 대사가 올라가고 체지방률이 낮아져야 성공적인 다이어트입니다.

그래서 그런지 병원 다이어트는 소개의 비율이 매우 높습니다. 그것도 가족분들을 모시고 오는 경우가 많은데 어머니가 당뇨가 있는데 살을 뺄 수 있느냐, 심장질환이 있는데 사용할 수 있는 안전한 약이 있느냐 등의 질문을 많이 들을 수 있습니다. 가정의학과의 비만클리닉 주치의만이 답할 수 있는 문제이고 한의원이나 헬스장에서는 상상하기 어렵습니다.

고도비만 다이어트도
병원에서

병원에서 다이어트하시라고 자신 있게 말할 수 있는 이유

고도비만은 BMI 35 이상의 비만으로, 이러한 경우 다이어트는 단순한 미용 목적을 넘어, 건강과 생존을 위한 필수적인 치료가 됩니다.

2025년 현재 기준으로 말씀드리자면, 고도비만 환자분들이 가장 효과적이고 안전하게 체중을 감량할 수 있는 방법은 GLP-1 계열의 비만치료제를 사용하는 것입니다. 과거에 흔히 사용되던 펜터민 계열의 식욕억제제(일명 '나비약')나 각종 한방 다이어트 요법은 이제 시대적 흐름에서 한발 물러났다고 보아도 무방합니다.

GLP-1 계열 약물은 원래 당뇨치료제로 개발되었으나, 체중 감소 효과가 뚜렷하게 나타나면서 본격적인 비만치료제로서 등장하였습니다. 6년 전 '삭센다'를 시작으로, '위고비', 올 하반기에 국내 도입 예정인 '마운자로', 그리고 내년 이후에는 여러 복제약 카피약들이 잇따라 출시될 예정입니다.

특히 마운자로의 경우, 임상시험 결과 평균 체중 감소율이 22%에 달하는 것으로 나타났으며, 이는 기존의 위절제술과 거의 유사한 수치입니다. 위절제술이 평균적으로 25~30%의 체중감량을 기대할 수 있다는 점을 감안하면, 비만 수술을 대체할 수 있는 비만치료제의 시대가 도래하고 있음을 잘 보여줍니다.

이러한 변화를 고려할 때, 낯설기만 했던 비만클리닉이 전문적이고 안전한 체중감량 치료를 하는 곳으로 자리 잡을 것입니다.

체중관리를 대하는 새로운 시선

"어차피 다시 찔 텐데, 괜히 시작해서 스트레스받는 건 아닐까요?"

　이러한 우려는 충분히 이해할 수 있습니다. 실제로 다이어트를 성공적으로 마친 이후에도 일정 부분 체중이 다시 증가하는 경우는 흔히 볼 수 있기 때문입니다. 그러나 최근 연구에 따르면, 감량한 체중의 3분의 1 정도가 다시 증가하더라도 여전히 건강 개선 효과는 지속된다는 결과가 있습니다.

　예를 들어, 체중이 100kg이었던 분이 70kg까지 감량하신 후, 이후 80kg까지 체중이 다시 올라간다고 하더라도, 기존 100kg 상태와 비교하면 건강 상태는 현저히 나아진 것으로 평가됩니다. 고혈압, 당뇨병, 고지혈증 등 여러 만성질환의 위험도는 여전히 감소한 상태를 유지하게 되는 것이죠.

　따라서 체중감량의 목표를 '평생 유지할 완성된 숫자'로 생각하기보다는, "건강 구간range"을 설정하고 그 범위 내에서의 유연한 관리를 목표로 하시는 것이 훨씬 현실적이고 지속 가능합니다. 예컨대 70kg을 터치하였다고 하더라도 70~80kg 사이의 범위를 오르내리는 것을 평생의 전략으로 삼는 방식입니다.

　이러한 전략을 실현하는 가장 효과적인 방법은 병원 중심의 체계적인 관리입니다. 여러 기관을 옮겨 다니기보다는 신뢰할 수 있는 한 곳에서 지속적인 모니터링과 피드백을 받으며 관리하는 것이 장기적으로 안정적입니다. 초기에는 2~3개월 집중적으로 병원에 내원하시면서 체중을 감량하시고, 이후에는 정기적인 추적 관리를 통해 체중 상승 시 빠르게 대응할 수 있도록 시스템을 갖추고 있으면 됩니다.

지속 가능한 전략의 중요성

다이어트 병원이 추구하는 방향은 단순한 '감량'이 아닌, 환자 개인의 삶 속에서 체중을 어떻게 관리해 나갈지를 함께 고민하는 '작전회의'의 공간이 되는 것입니다.

가령 병원에 영양사가 있다면 단순히 영양 정보를 전달하는 것이 아니라, 각 환자의 식습관, 생활 패턴, 기호와 제약 조건을 고려해 실천 가능한 식단 전략을 설계해 제공하는 것을 목표로 해야 합니다.

많은 분들이 "식단에 대해 다 알고 있다."고 말씀하시지만, 실제로 중요한 것은 그 식단을 얼마나 꾸준히 실천할 수 있느냐입니다. 피자와 치킨 중 어느 것이 더 해로운가를 아는 것보다, 회식에서 피자를 먹게 되었을 때 다음 식사를 어떻게 조정할 것인가에 대한 전략을 갖추는 것이 훨씬 중요하다는 얘기지요. 진료실에서도 이러한 전략 교육은 이어집니다.

　마지막으로 무엇보다 중요한 것은 격려와 지지입니다.

　다이어트는 단순한 체중감량 이상의 의미를 가집니다. 자존감 회복, 삶의 주도성 회복, 자기효능감 향상이라는 심리적 전환이 함께 일어나는 과정이기 때문에 특히 고도비만 환자분일수록 그런 과정을 함께해 드리는 것이 중요합니다.

관리형
병원 다이어트의
좋은 사례들

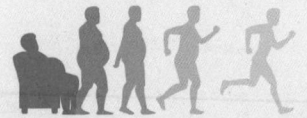

부모님이 딸을 위해
먼저 시작한 병원 다이어트

부모의 사랑, 그리고 도전의 시작

고도비만이라는 단어는 그 자체로도 무겁고 부담스러운 단어입니다만, 그 단어가 사랑하는 내 아이를 가리킬 때, 그 무게가 더욱더 커지겠죠. 이제 막 20대가 된 딸이 고도비만으로 인해 삶의 많은 기회를 놓치고 있을 때, 부모로서의 심정은 이루 말할 수 없을 것입니다. 딸의 건강과 행복을 위해 부모로서 무언가를 해야겠다는 의지는 불같지만 현실적으로 뭘 해줘야 할지 막막하기만 합니다.

좋은 말로 설득도 하고 다이어트 한약도 먹여보지만 딸

은 반항심으로 돌아섭니다. 억지로 산책이라도 데리고 나가면 오히려 관계가 틀어질까 두렵구요. 귀한 딸이 예쁜 옷 한 번 제대로 입지 못하는 모습을 보면서 느끼는 부모의 슬픔은 쉽게 상상하기가 어렵습니다. 그래서 주연 양의 부모님 두 분은 스스로 행동에 나섰습니다. 딸의 변화를 끌어내기 위해 먼저 병원에서 다이어트를 결심하고, 딸에게 본보기가 되기로 한 것입니다.

딸보다 먼저 다이어트를 시작한 두 분은 3개월간의 다이어트 프로그램을 통해 각각 10㎏ 이상을 감량하셨습니다. 이 과정에서 두 분은 비단 체중만 줄인 것이 아니라, 따님 보기에 자랑스러운 본보기가 된 것이죠.

맞춤형 치료로 찾은 건강의 열쇠

주연 양의 어머님이 체중이 올라간 주원인은 갱년기와 수면장애로 추정되었습니다. 다양한 다이어트 방법을 시도해 봤지만 대부분 효과를 보지 못했다고 하셨구요. 병원에서는 어머님의 건강 상태를 세심히 분석한 뒤, 식욕억제제를 최소화하고, 수액 치료와 신체 기능 정상화를 위한 다양한 주사를 병행하는 치료 계획을 세웠습니다. 결과적으로 어머님은 체중감량과 더불어 수면의 질이 개선되고, 갱년기 증상도 완화되는 효과를 얻을 수 있었습니다.

아버님 역시 업무량과 잦은 회식으로 인해 체중조절이 어려운 상황이었습니다. 맞춤형 약물과 함께 회식을 대비한 특수 약물을 처방하였고, 만성피로와 당뇨 전 단계 증상을 해결하기 위한 수액 치료를 병행했습니다. 두 분 모두 부작용 없이 체중을 많이 감량할 수 있었고 그 자신감으로 딸에게 저희 병원을 추천해 주셨습니다.

┌ 딸의 변화를 이끄는 여정

주연 양은 고등학생 시절부터 체중증가를 겪기 시작했고, 각종 보조제와 한약 등 여러 방법을 시도했지만 효과를 보지 못했다고 합니다. 학업 스트레스와 불규칙한 생활 습관으로 인해 당 중독과 탄수화물 중독이 심화되어 고도비만으로 이어졌구요. 스트레스성 폭식도 꽤 반복되었습니다.

병원에서는 약물치료, 대사치료, 그리고 인지행동치료를

병행하며 그녀의 몸과 마음을 동시에 보려고 했습니다. 생리불순, 인슐린 저항성, 비타민D 결핍 등 여러 문제를 해결하기 위해 수액 치료와 보조제를 조합한 맞춤형 치료를 진행했습니다. 주기적으로 인바디 체크를 통해 체중감량의 변화를 확인하며 동기를 부여했고, 생활 전반에 걸친 코칭을 제공했습니다.

처음에는 방어기제를 세우고 의료진과 거리를 두던 주연양은 점차 마음을 열기 시작했고 상담을 통해 자신의 일상을 이야기하고, 스스로 목표 체중을 설정하며 다이어트에 대한 의지를 키워갔습니다. 결국, 초기 목표였던 75kg을 넘어, 60kg까지 감량하겠다는 새로운 목표를 세우게 되었습니다.

힘들지 않게, 느리더라도 꾸준히. 부모님의 사랑과 딸의 의지가 더해져 이제는 모두가 함께 웃을 수 있는 날이 다가오고 있습니다. 살 빼라는 소리, 집에서 하면 잔소리지만 병원에서 하면 치료가 됩니다.

학원강사 20년 동안
20kg 찐 선생님 이야기

입시학원의 학원강사로 일하는 미진 선생님의 이야기를 전해드리려 합니다. 미진 선생님은 학원강사로 일하기 시작하면서 체중이 꾸준히 증가했다고 합니다. 20년 전만 해도 55kg이었던 몸무게가 점점 늘어나 최근에는 조금만 걸어도 숨이 차는 상태가 되었습니다. 정해진 시간에 식사를 챙겨 먹기 힘든 일정, 끊임없는 스트레스 속에서 20년 동안 체중이 20kg이나 증가했습니다. 건강검진에서는 매년 나쁜 결과가 나왔지만, 본인의 몸을 챙길 시간조차 내기 힘들었습니다. 그러다 같은 학원의 동료 선생님이 체중감량과 건강 회복에 성공한 모습을 보고, 미진 선생님도 시간을 내어 건강을 회복하고자 결심했습니다.

건강 상태 점검과 다이어트 계획

미진 선생님은 46세 여성, 키 160㎝에 체중은 77.4kg, 체질량지수 30.2로 고도비만 상태였습니다. 체지방률은 41.9%에 달했고, 20년 동안 체중이 20kg 증가했다는 사실은 선생님께 큰 충격으로 다가왔습니다. 건강한 체중감량을 시작하기에 앞서 비만 호르몬을 포함한 혈액검사를 통해 필요한 치료와 도움이 필요한 부분을 명확히 짚고 넘어갔습니다.

검사 결과, 간 수치 증가, 이상지질혈증, 고요산혈증, 불현성 갑상선 기능 저하, 비타민D 결핍 등이 확인되었습니다. 이에 따라 필요한 주사 치료와 영양제 처방, 그리고 생활 습관에 대한 교육을 병행하기로 했습니다.

약 선택에 있어서는 향정신성 식욕억제제를 최대한 지양하고 GLP-1 주사와 다이어트 수액, 피로회복 목적의 글루타치온 주사로 치료를 시작했습니다. 한 달에 2~3번 병원을 방문하며 건강을 체크하고, 무엇보다 중년 다이어트에서 중요한 무리 없는 체중감량을 목표로 삼았습니다.

체중감량과 건강 회복의 과정

다이어트를 진행하며 가장 중요한 점은 절식을 통한 무리한 체중감량이 아니라 '최선의 건강'을 찾는 것이었습니다. 체중감량과 함께 규칙적인 건강 체크가 이루어졌고, 진료와 상담을 통한 행동 변화, 즉 인지행동 치료를 통해 체중감량과 건강 회복이 병행되었습니다.

치료와 생활 습관 개선의 결과, 체중 변화 그래프에서 체지방량은 줄어들고 근육량은 거의 그대로 유지되는 모습을 보였습니다. 이는 건강한 체중감량의 핵심입니다. 단순히 숫자로 나타나는 몸무게가 아니라 건강한 몸 상태를 만들어 가는 과정이었습니다. 이제 방학 특강을 앞두고 에너지를 쏟아부을 준비를 마친 선생님은 방학이 끝난 후 55kg을 목표로 다시 도전할 것을 다짐했습니다.

살찌기 쉬운 직종과 해결 방법

학원강사와 같은 직종은 살찌기 쉬운 환경에 놓여 있습니다. 미국 구인·구직 사이트 'CareerBuilder'의 조사 결과에 따르면 살찌기 쉬운 직업군으로 관리직, 엔지니어, 교사, 간호사 등이 포함되었고, 그 공통점으로는 스트레스, 수면 부족, 불규칙한 생활 등이 지목되었습니다. 미진 선생님 같은 학원 강사 또한 이와 비슷한 환경에 놓여 있는 경우가 많습니다.

하지만 이러한 환경에서도 적절한 치료, 생활 습관의 개선, 그리고 무엇보다 의료진의 정기적인 체크를 통해 체중감량과 건강을 회복할 수 있습니다.

전신 지방흡입도 다 해본
40대 남자의
다이어트 성공기

전신 지방흡입과 체중감량의 도전

정우 씨는 40대 미혼의 사업가로 술자리와 골프를 즐기며 바쁜 일상을 보내던 중 체중증가로 인한 건강 문제와 만성피로에 시달렸습니다. 과거 전신 지방흡입, 나비약, 한약, 삭센다 주사 등을 시도하며 체중감량을 위해 다양한 방법을 동원했지만, 고도비만 상태를 벗어나지 못했습니다. 187㎝의 키에 체중은 109.2kg, 체지방률 27%, BMI 31.2로 여전히 고도비만 상태였고, 고혈압, 지방간, 고지혈증 등으로 약물을 복용 중이었습니다. 또한, 얼굴의 턱 부위에 지속적인 모낭염까지 겪으며 몸과 마음이 모두 지쳐 있는 상태였습니다.

정우 씨는 타원에서도 비만치료제 주사를 최대 용량으로 사용하고 주 3회 PT를 진행하며 매 주말 골프 라운딩을 다녔지만, 체중 감소 효과는 미미했습니다. 이러한 상황에서 그는 체중 감소와 건강 회복의 돌파구를 찾기 위해 비만치료 전문병원을 방문하게 되었습니다.

맞춤형 치료로 비만의 늪에서 벗어나기

비만치료의 첫 단계로, 혈액검사와 호르몬 검사를 통해 정우 씨의 건강 상태를 정밀하게 점검했습니다. 검사 결과 간 수치 증가, 고요산혈증, 당뇨 전 단계, 인슐린 저항성 HOMA-IR 8.0, 성장호르몬 결핍, 부신피로 등이 확인되었습니다. 특히, 인슐린 저항성은 체중증가와 지방 축적의 주된 원인으로 작용하고 있었습니다.

검사 결과를 바탕으로 정우 씨에게 맞춤형 치료 계획이 마련되었습니다. 기존 사용하던 비만치료제 주사의 용량을 오히려 줄이고, 성장호르몬 분비를 촉진하는 보조제를 추가했으며, 아미노산 수액, 마이어스 칵테일, 항산화 수액 등으로 대사 회복과 피로 해소를 돕는 치료를 시작했습니다. 또한, 생활 습관을 개선하고 인슐린 저항성을 낮추기 위한 지속적인 관리와 지도를 병행했습니다.

체중감량과 삶의 질 변화

꾸준한 치료와 관리 결과, 정우 씨는 체중을 20kg 이상 감량하는 데 성공했습니다. 혈액검사에서도 대사증후군 관련 수치가 크게 개선되었으며, 고혈압, 고지혈증, 지방간 치료 약물도 모두 중단할 수 있었습니다. 피부 상태가 눈에 띄게 개선되었고, 피로감이 사라지며 활기찬 일상을 되찾았습니다.

정우 씨는 체중감량과 함께 웨딩 촬영과 결혼식을 준비하며 새로운 삶의 활력을 얻었습니다. 현재도 한 달에 한두 번 병원을 방문해 수액 치료와 관리를 이어가며 목표 체중을 성공적으로 유지하고 있습니다.

이런 사례는 체중감량이 단기적인 방법으로는 해결되지 않는다는 점을 명확히 보여줍니다. 체중감량은 꾸준한 관리와 올바른 치료를 통해 이루어지며, 건강을 되찾는 과정에서 성취감을 느낄 수 있는 여정입니다.

수험생
다이어트 이야기

수험생 다이어트, 가능할까?

　수험생 시기, 다이어트는 학업에 방해가 될까 하는 걱정과 괜히 다이어트약을 썼다가 건강에 문제가 생기지 않을까 하는 고민은 부모님과 학생 모두의 공통된 걱정입니다. 이런 이유로 청소년, 특히 수험생과 재수생의 체중감량은 더욱 조심스럽게 접근해야 합니다. 특히나 몇 kg 정도의 체중감량이 목표가 아닌 고도비만 상태에서 건강에 악영향을 미치는 문제를 개선하려면, 경험이 풍부한 다이어트 병원에서 진료를 받는 것이 좋습니다. 지예 학생은 고3 수능이 끝난 직후,

160㎝에 96.2㎏이라는 고도비만 상태로 병원을 찾았습니다. BMI 37.6의 고도비만 상태와 더불어 얼굴과 전신에 여드름과 모낭염, 색소 침착이 심했고, 이는 인슐린 저항성과 전신 염증 반응에서 비롯된 전형적인 증상이었습니다. 혈액검사에서도 지방간 의심, 요산 수치 증가, 당뇨 전 단계, 중성지방 증가, 비타민D 부족, 염증 수치 증가 등이 확인되었습니다. 이 모든 문제는 건강뿐 아니라 학업에 대한 집중력과 전반적인 삶의 질에도 영향을 미치는 요인이었습니다.

맞춤형 치료와 체중감량의 여정

예지 학생의 치료는 신중하게 계획되었습니다. 의료진의 상담과 몸의 염증을 가라앉히고 미토콘드리아 기능을 정상화하는 데 도움을 주는 수액치료를 병행했습니다. GLP-1 주사도 사용하여 단순히 식욕을 조절하는 역할뿐 아니라 인슐린 저항성을 개선하려고 노력했습니다. 또한, 재수생이라는 특수한 상황을 고려해 한 달에 한 번 병원을 방문해 치료를 지속할 수 있는 계획을 세웠습니다.

재수하는 1년 동안 예지 학생은 꾸준히 치료와 건강한 생활 습관을 병행하며 체중감량에 성공했습니다. 체중이 10㎏ 감소했을 때부터 몸과 마음이 한결 가벼워졌다는 긍정적인 변화를 느꼈고, 이는 체중감량에 대한 동기를 더욱 강화시켰습니다. 최종적으로 25㎏을 감량하며 건강한 상태로 재수를 마치고 대학 입학이라는 목표를 달성했습니다.

다이어트와 학업 성취의 관계

수험생 시기에 꼭 다이어트를 해야 할까 하는 의문은 많지만, 반대로 '수험생이 비만한 상태를 유지하는 것이 괜찮은가'라는 질문도 중요합니다. 비만으로 인해 신체적 건강뿐 아니라 무기력, 두통, 어지러움, 집중력 저하, 낮은 자아 성취감 등 다양한 문제를 경험하는 학생들이 많습니다. 체중증가로 전신 컨디션이 악화되면 학업 성취도에 부정적인 영향을 미칠 수 있습니다.

예지 학생의 사례는 올바른 다이어트를 통해 비만에서 벗어나는 것이 학업 성취도와 삶의 질을 동시에 높일 수 있음을 보여줍니다.

체중감량은 단순히 외형의 변화를 넘어서 신체적, 정신적 건강을 개선하고 자신감을 회복하는 중요한 과정입니다. 수험생 다이어트는 체중감량과 학업 성취가 함께 이루어질 수 있는 가능성을 보여주는 좋은 사례입니다.

우울증약 때문에
올라간 체중, 늪에 빠진 느낌이에요

스트레스와 건강 문제를 겪는 가장의 이야기

민석 님은 한 가족의 든든한 가장이자 평범한 회사원으로, 스트레스가 많은 직장 생활 속에서 우울증약을 복용하고 있었습니다. 우울증약 복용 이후 체중이 점점 증가했고, 체중증가로 인한 건강 문제는 그의 일상에 큰 부담으로 다가왔습니다. 살이 찌면서 더 우울해지고, 고혈압과 당뇨가 생겨 추가적인 약 복용을 시작해야 했습니다. 체중증가와 건강 악화가 맞물리며 그는 자신의 건강에 적신호가 켜졌음을 실감했습니다.

직장 생활 중 회식이 잦은 편도 아니고 식사량도 많지 않았지만, 체중은 계속 늘어나고 컨디션은 점점 나빠졌습니다. 중간중간 당이 떨어질 때마다 먹는 달콤한 간식과 스트레스를 받을 때의 폭식이 문제로 드러났구요. 이러한 상황에서 그는 건강한 다이어트를 위해 병원의 도움을 받기로 결심했습니다.

맞춤형 비만치료와 인지행동 치료

민석 님은 170cm에 85.8kg, BMI 29.7로 고도비만에 가까운 상태였고, 체지방률은 30.4%였습니다. 건강한 체중감량을 위해 비만 호르몬을 포함한 혈액검사를 진행한 결과, 간 수치 특히 ALT가 높아 지방간이 의심되었으며, 당화혈색소 HbA1c는 6.7로 여전히 높았습니다. 공복 혈당 106mg/dL, 인슐린 25.9uU/mL, HOMA-IR 6.8로 높은 인슐린 저항성이 확인되었으며, 이는 그를 '살찌는 체질'로 만든 주요 원인이었습니다.

치료는 GLP-1 주사를 중심으로 진행되었으며, 이 계열의 약제는 비만으로 인한 지방간, 당뇨, 고혈압 치료에 적합한 약제로 평가받고 있습니다. 이를 통해 체중감량뿐 아니라 전반적인 컨디션 향상도 도모했습니다. 이와 함께, 그의 식습관과 스트레스 대처 방식을 교정하기 위한 인지행동 치료도 중요한 역할을 했습니다. 건강한 식단을 유지하고, 스트레스 상황에서 폭식을 대체할 건전한 대처 방식을 배우는 것이 치료의 핵심이었습니다.

체중감량과 삶의 변화

민석 님은 주기적인 치료와 꾸준한 노력으로 체중감량에 성공했습니다. 그는 원래 목표했던 체중에서 추가로 5kg을 더 감량하며, 이전보다 훨씬 나아진 건강 상태와 활기찬 일상을 되찾았습니다. 다이어트 수액의 도움으로 에너지가 상승하며 하루 1시간씩 헬스 운동을 꾸준히 하게 되었고, 중간 간식이나 폭식 없이 자유롭게 일상을 즐길 수 있게 되었습니다.

그의 혈액검사 결과는 눈에 띄게 개선되었고, 얼굴빛도 한결 밝아졌으며, 기분 또한 안정적으로 좋아졌습니다. 주변 사람들로부터 "건강해졌다."는 칭찬을 받을 때마다 민석 님은 자부심을 느끼며 긍정적인 변화를 실감하고 있습니다. 이러한 변화는 단순히 체중감량에 그치지 않고, 더 건강하고 행복한 삶을 위한 발판이 되고 있습니다. 앞으로도 활기차고 즐거운 날들이 이어지길 기대합니다.

CHAPTER 7

혼자서도 유지어터로 잘 살아가는 꿀팁

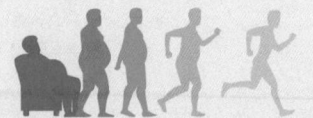

요요를 방지하기 위한
몇 가지 마인드

big L은 없다

병원에서 하는 비만치료에 대한 환상도 마찬가지고 보통 체중을 내리는 과정을 떠올릴 때 체중이 빠르게 내려가고 고정되는 대문자 L 모양의 패턴을 많이 생각합니다. 하지만 이는 인체 생리적으로도 맞지 않거니와 다이어트 이후에도 들여야 하는 노력을 생각하면 더더욱 쉽지 않은 일입니다.

기본적으로 많은 비만치료제들은 절식을 유도합니다. 살아가는 데 있어서 여분의 체중이기 때문에 일정 기간의 절식은 몸에 해롭지 않고 오히려 건강 측면에서 더 도움이 될 수 있습니다.

오히려 계속 똑같이 먹어도 빼줄 것 같이 광고하는 건강기능식품이 더 소비자들을 기만하는 것이고 당연히 효과가 없다는 것은 경험해 보셔서 아실 것입니다.

비만치료제의 도움을 받아 절식을 이루고 그사이에 식단도 많이 정돈되었다면 나중에는 약을 살살 줄여나가면서 체중의 연착륙을 도와야 합니다. 이 과정은 마치 비행기 착륙 과정이랑 유사한데 착륙에 실패하면 비행기가 '통'하고 튀어 오르는 것처럼 그런 과정이 몇 번은 반복될 수 있습니다.

잘 연착륙한 이후에도 체중이 파도치듯이 왔다 갔다 움직일 수 있습니다. 그것도 그냥 얻어지는 것은 아니고 조금 올라가면 다시 내리고 또 올라가면 또 내리고 이 과정을 평생 반복해야 하는 것일지도 모릅니다.

마지노선을 설정하자

그래서 다이어트가 끝난 후에도 최소 2달이나 3달에 한 번씩 체크하고 봐드리는 역할을 하는 것 역시 다이어트 병원의 중요한 존재 이유입니다. 예를 들어 80kg에서 65kg까지 감량했다고 치면 마지노선을 5kg을 드릴 테니 어떻게든 65~69kg를 사수하려고 계속 식단과 운동에 신경을 쓰자고 말씀을 드립니다. 하지만 살다 보면 방심해서 체중이 올라가는 것을 또 지켜보고 있을 수 있다는 것도 잘 압니다. 그 이전의 최고 체중의 몸무게는 내가 살면서 허용했던 체중이기 때문에 비슷하게 생활 패턴이 돌아가고 트리거가 되는 스트레스로 인해 다시 야금야금 올라갈 수 있는 것이죠. 그래서 70kg을 보는 순간 얼른 병원에 달려오시라고 말씀드립니다. 그때는 다시 하는 것이기 때문에 약도 사용하지 않고 상담만 할 수도 있는 것이고 아주 적은 개입만으로도 다시 수월하게 체중을 내릴 수 있습니다.

이런 이유로 집에서 몸무게를 자주 달아보는 것은 필수입니다. 체중을 안 재고 눈대중으로 짐작만 하는 것보다 스트레스를 받더라도 자주 측정하는 것이 체중 유지에 더 유리합니다.

인생 range를 설정하자

인생 range라는 것은 중요한 개념입니다. 체중에 고정값이 없다는 것을 인정하고 어느 정도의 범위를 설정해서 그 안에서만 왔다 갔다 하려고 노력해야 한다는 것이죠. 체중이 얼마 안 나갔던 분은 2~3kg의 폭이면 제일 좋겠고 고도비만이었던 분들은 많이 빼고 나서 5~10kg까지는 허용을 해드립니다. 오히려 그 정도는 허용해야 스트레스 많이 받지 않고 오히려 잘 관리할 수 있습니다. 지속 가능한 하나의 숫자^{체중}보다는 지속 가능한 다이어트를 목표로 해야 하는 거죠.

그런 측면에서 비만치료제 신약들의 등장은 매우 반길 일입니다. 예전의 각성 작용을 유발하는 다이어트 약들은 반복적으로 재사용하는 것을 권장할 수 없었다면 새로 등장한 신약들은 오히려 건강에 도움이 되는 것으로 나오니 반복 재사용할 수 있다는 안전성이 가장 큰 장점입니다.

또 병원에 정기적, 부정기적으로 꾸준히 방문하는 것도 좋은 방법입니다. 진료실에서도 소식이 끊긴 분보다는 어떻게든 인바디라도 한 번 더 하러 오시고 식단 꾸준히 문의하시는 분들이 유지를 훨씬 잘합니다. 2달에 한 번씩 혈압약 타러 오실 때마다 겸사겸사 인바디도 꾸준히 하면서 4년 전에 뺀 20kg를 잘 유지하고 계신 분도 있습니다.

체지방을 중점적으로 줄이는 방법

식습관 개선: 체지방 감량의 기본

체지방을 줄이기 위해 가장 중요한 것은 식습관을 개선하는 것입니다. 흔히 다이어트는 "식단 70:운동 30"이라는 말처럼 식단 관리가 핵심입니다. 특히 하루 12시간 공복 유지는 체지방 감량에 효과적입니다. 식사 간격이 짧아지면 인슐린 저항성이 높아지면서 음식물이 지방으로 저장되기 쉬워지기 때문입니다.

간헐적 단식은 체지방 감량에 유리한 방식으로 알려져 있지만, 16시간 공복이 어려운 경우 현실적으로 저녁 7시 이후

금식과 아침 건너뛰기를 선택적으로 실천하는 것이 도움이 됩니다. 아침이 배고프다면 삶은달걀, 견과류, 단백질 쉐이크 등 가벼운 음식을 섭취하며 균형을 맞출 수 있습니다.

또한, 식사를 할 때는 "야채-단백질-탄수화물"의 순서로 섭취하는 것이 중요합니다. 이 방식은 탄수화물 섭취량을 자연스럽게 줄이며, 섬유질과 단백질을 통해 포만감을 오래 유지할 수 있습니다. 단백질은 체중당 1~1.5g의 적정량을 섭취해야 근육 손실을 막으면서 체지방을 감량할 수 있습니다. 단백질 섭취원으로는 닭가슴살, 생선, 삶은 고기 등이 적합하며, 건강한 지방을 섭취하기 위해 생선, 올리브유, 견과류 등의 음식을 선택하는 것이 좋습니다.

과일 섭취 줄이기: 단맛의 함정에서 벗어나기

많은 사람들이 과일을 건강한 간식으로 여기지만, 과일은 고당도로 인해 체지방 증가의 원인이 될 수 있습니다. 특히, 현대 과일은 품종 개량을 통해 사탕이나 음료수만큼 달게 만들어져 과도한 당분 섭취를 유발할 수 있습니다. 과일의 당분은 간에 글리코겐 형태로 저장되며, 이 글리코겐은 중성지방으로 변해 체지방 증가로 이어질 수 있습니다.

과일 섭취를 줄이면 체지방뿐만 아니라 혈당 관리에도 큰 효과를 볼 수 있습니다. 예를 들어, 하루 1~2개의 과일로 섭취를 제한하면 혈당수치가 정상화되는 경우가 많습니다. 실제로 당뇨 전 단계로 진단받고 과일 섭취를 줄인 결과, 정상 혈당수치를 회복한 사례도 있습니다. 따라서 과일을 섭취할 때에도 양을 조절하며 섭취하는 것이 바람직합니다.

운동의 중요성: 유산소와 웨이트의 조화

운동은 체지방 감량과 근육 유지에 필수적인 요소입니다. 운동의 목적에 따라 유산소와 웨이트의 비율을 조정하는 것이 효과적입니다. 지방을 태우는 데 초점을 둔다면 유산소 운동을 먼저, 근육을 강화하려면 웨이트 운동을 먼저 하는 방식이 추천됩니다. 특히 아침 공복 상태에서 유산소 운동을 하면 체지방 연소 효과를 극대화할 수 있지만, 근육 손실을 방지하기 위해 단백질 보충이 필요합니다.

운동 중에는 자신의 몸 상태를 잘 파악해야 합니다. 운동 전 커피를 마시면 카페인의 지방분해 촉진 효과를 활용할 수 있으며, PT나 가벼운 주 2~3회의 운동을 꾸준히 실천하는 것이 중요합니다.

하지만 운동을 너무 칼로리 소모에 포커스를 맞추는 것은 바람직하지 않으며 건강과 안티에이징을 위해 꼭 해야 하는 정도로 이해하시면 좋습니다.

운동과 식단은
어떻게 하면 좋을까

운동은 거들 뿐

현대인들의 움직임이 적으려면 정말 적습니다. 차 타고 출근해서 하루 종일 앉아 있다가 누가 봐도 저녁을 많이 먹는다 그러면 시간이 지날수록 점점 체중이 올라갑니다. 처음에는 운동을 해보는 쪽으로 보통 시도를 하겠죠. 운동은 당연히 건강에 좋은 쪽으로 작용을 하는 것이 맞지만 저는 그저 좋아서 하시라, 산책으로 몸을 깨우는 것부터 시작하시라고 말씀을 드립니다.

이유는 바로 운동이 보상성 식이를 유발할 수 있기 때문입니다. 안 하던 헬스를 하니 갑자기 너무 허기졌던 경험이 있으신가요? 내가 오늘 운동했으니 이 정도는 먹어도 되겠지 하면 체중은 내려가지 않습니다. 비슷한 예로 보디빌딩 선수들은 오히려 시즌에는 운동하면서 체중이 올라가고 운동을 쉬면 다시 체중이 내려온다고 합니다.

진료실에서 추천드리는 운동은 심박수를 빨리 올릴 수 있는 운동으로 계단 오르기나 인터벌 러닝을 추천합니다. 체지방 연소의 핵심은 바로 심박수가 올라가느냐 그렇지 않으냐로 결정됩니다. 하루 종일 일하면서 슬슬 1만 보 걸은 것은 운동한 걸로 치시면 안 됩니다.

칼로리 이론 vs 인슐린 이론

진료실에서 가장 자주 듣는 말 중에 하나가 "저 진짜 안 먹는데 진짜 이상하게 안 빠져요."입니다. 이런 경우 유사한 공통점이 발견되는데 보통 핸드폰 앱으로 하루 총 섭취 칼로리를 계산한다든지, 혹은 계량까지 하면서 식사를 챙긴다든지, 운동도 종류와 시간을 따져서 태운 열량을 계산한다는 점입니다.

이것은 편의상 구분하자면 전형적인 "칼로리 이론"이라고 부를 수 있습니다. 칼로리 이론에서는 치명적인 오류가 몇 가지 있는데 지방의 섭취 열량이 더 높다고 단백질 위주의 육류 섭취를 배척한다든지, 설탕이 포함된 과자 빵류를 칼로리가 낮다고 자주 섭취하기도 합니다. 그러면 심리적으로도 '내가 이것밖에 안 먹는데 안 빠져?' 하면서 음식에 대해 감정을 만들게 되고 참다가 참다가 다이어트를 관두면서 폭발하게 되는 것을 반복할 가능성이 높습니다.

반대로 체중을 인슐린 관점에서 접근하는 것이 "인슐린 이론"입니다. 이 이론에 따르면 칼로리는 내 몸 안에서 일어나는 일을 설명할 수 없기 때문에 전혀 계산할 필요가 없습니다. 오히려 음식을 구분할 때 '내 입에 들어갔을 때 다냐, 달지 않으냐'로 구분하는 것이 좋습니다. 그러면 칼로리 이론과는 정반대의 식단이 됩니다. 단백질, 지방 위주의 육류는 더 많이 챙겨서 하루 전체 섭취량에서 단백질의 비율을 높이고, 인슐린을 폭발적으로 증가시키는 단당류, 밀가루 등의 정제 탄수화물을 매우 경계해야 합니다. 요새 연속혈당측정기를 이용해서 어떤 음식이 내 혈당을 올리는지 측정하는 것도 이러한 이유들 때문입니다.

단식은 몸에 좋은 것이다

위의 인슐린 이론과 일맥상통하는 것이 단식, 혹은 간헐적 단식 이론입니다. 공복을 길게 빼서 혈당을 내려 인슐린 분비를 바닥으로 만드는 것이 핵심이죠. 단식해서 살 뺀다고 하면 안 좋은 인상을 가지고 있는데 보통은 원푸드 다이어트 같은 극단적인 다이어트가 만들어 낸 선입견인 경우가 많습니다. 오히려 비정기적으로 12시간, 24시간, 48시간 등의 단식이 이루어지면 체중감량뿐만 아니라 세포의 자정작용이 일어나 항노화, 수명연장의 효과가 있다는 것은 널리 알려진 사실입니다.

그래서 16:8 같은 간헐적 단식은 할 수 있는 범위에서 매일 적용하다가 가끔씩 몸이 예상치 못하게 한 끼를 더 걸러서 24시간 단식 시간을 만들어 낼 수 있다면 체중도 곧이곧대로 내려갈 가능성이 높습니다. 이 같은 단식은 매일 하면 대사가 떨어지기 때문에 의미가 없고 주 1회 혹은 월 2회 정도로 가능한 범위에서만 하는 것을 추천드립니다.

정체기를
극복하는 방법

다이어트 정체기, 왜 오는 걸까?

다이어트 정체기는 체중감량의 약 10%가 이루어졌을 때 대부분 찾아오는 현상입니다. 이는 몸이 급격한 체중 감소에 적응하려는 생리적인 반응으로, 체중을 일정하게 유지하려는 항상성 때문에 발생합니다. 정체기는 누구에게나 나타날 수 있으며, 이를 극복하지 못하면 감량 의욕을 잃고 체중이 다시 증가할 위험이 있습니다.

정체기를 극복하려면 우선 자신의 현재 식단과 운동 습관을 점검해야 합니다. 식사량이 과도하게 줄어들어 몸이 에너지를 저장하려는 상태에 빠졌거나, 운동 강도가 충분하지 않다면 체중 감소 속도가 느려질 수 있습니다. 다이어트는 단기간에 완성되는 프로젝트가 아니라, 장기적으로 지속 가능한 생활 습관을 만드는 과정임을 이해해야 합니다.

식단과 운동을 변형해 보자

정체기를 극복하기 위해서는 기존의 식단과 운동 방식에 변화를 주는 것이 효과적입니다. 첫째, 식사 패턴을 바꿔보는 것을 추천합니다. 예를 들어, 아침을 거르고 점심 0.5끼, 저녁 1끼를 섭취하던 패턴을 바꾸어, 아침 · 점심 · 저녁을 각각 0.5끼씩 나누어 섭취하거나, 샐러드와 단백질 쉐이크를 활용해 식단의 구성을 새롭게 할 수 있습니다.

특히 단백질과 섬유질 섭취를 늘리는 것이 중요합니다. 단백질은 소화 과정에서 더 많은 에너지를 소모하게 하고 포만감을 오래 유지시켜 체지방 감소를 돕습니다. 반면, 정제된 탄수화물빵, 면, 떡 등은 피해야 하며, 복합 탄수화물현미, 귀리, 감자 등을 섭취하는 것이 좋습니다.

운동도 변화가 필요합니다. 기존에 유산소 운동에만 집중했다면 근력 운동을 추가할 수 있습니다. 근육량이 늘어나면 기초 대사량이 증가해 체지방 감량에 더 유리한 조건을 만들 수 있습니다. 또한, 걷기에서 빠르게 걷기나 가벼운 달리기로 운동 강도를 높이거나 운동 빈도를 늘리는 것도 효과적입니다. 새로운 운동 종목을 시도하거나, 기존 운동의 순서를 바꾸는 것만으로도 몸에 새로운 자극을 줄 수 있습니다.

마음가짐과 꾸준함이 열쇠다

정체기를 극복하려면 체중계 숫자에 너무 집착하지 않고, 몸의 전체적인 변화를 관찰하는 태도가 중요합니다. 체중계 위의 숫자는 단순히 결과를 나타낼 뿐이며, 실제로는 체지방 감소와 근육 증가가 동시에 이루어질 수 있습니다. 따라서 체중의 변화를 느끼기 어렵다면 거울을 보거나 옷이 몸에 맞는 변화를 통해 자신의 성과를 확인해 볼 필요가 있습니다.

충분한 수면과 스트레스 관리는 체중감량에 큰 영향을 미칩니다. 수면 부족이나 스트레스는 코르티솔 호르몬을 증가시켜 지방 축적을 촉진할 수 있습니다. 하루 7~8시간의 수면을 확보하고, 스트레스를 해소할 수 있는 명상, 독서, 가벼운 운동을 병행하면 더욱 효과적으로 정체기를 극복할 수 있습니다.

또한, 스스로의 노력을 격려하고 긍정적인 자세를 유지해야 합니다. 정체기는 몸이 새로운 체중에 적응하는 과정일 뿐이며, 꾸준한 노력 끝에 반드시 결과를 볼 수 있습니다.

한 가지만 꼭 바꿔야 한다면,
음료수

고도비만의 진짜 원인은 '음료수'

진료실에서 청소년 고도비만 환자를 보면 공통점이 하나 있습니다. 바로 음료수 섭취량이 많다는 것입니다. 40~50대라면 시간이 지나며 체중이 조금씩 늘어나는 일이 있을 수 있습니다. 하지만 10대, 20대에 체중이 세 자리를 넘는다면, 거의 대부분, 음료수 때문입니다.

전통적인 '살찌는 음료수 3대장'은 다음과 같습니다.

탄산음료: 콜라, 사이다
이온음료: 포카리, ㅇㅇ에이드
에너지 드링크: 레드ㅇ, ㅇ식스 등

겉보기에는 가벼워 보이고 '기분 전환용'으로 생각하기 쉬운 음료지만, 이들이 함유한 당류는 실로 어마어마합니다. 콜라 한 캔에 들어 있는 당은 보통 25g에서 35g 사이입니다. 이것만으로도 설탕 두세 숟갈을 마시는 셈인데, 하루에 두 캔만 마셔도 당 섭취 권장량을 초과하게 됩니다.

더 충격적인 사례도 있습니다. 최근 한 기사에 따르면 한 음료 프랜차이즈의 일부 제품에서는 당류가 무려 138g에 달했습니다. 이 정도면 각설탕 35개 분량이고 사과를 한꺼번에 20개 먹는 정도라고 하네요.

┌
'제로'는 과연 해답일까?

최근 다이어트를 결심한 분들 중 많은 분들이 '제로 음료'를 찾습니다. 제로 콜라, 제로 사이다, 제로 아이스티 등 종류도 많고, 마케팅도 활발하죠.

이런 음료는 설탕 대신 인공감미료를 사용해 칼로리를 낮춘 제품입니다. 그래서 체중증가를 막을 수 있을 거라 기대하지만, 실상은 조금 다릅니다.

제로 음료는 칼로리는 없지만, 단맛을 느끼게 만드는 뇌의 보상 회로는 여전히 자극합니다. 다시 말해, 단맛에 익숙해진 뇌는 이후에 더 강한 단맛이나 실제 설탕을 원하게 되고, 식욕을 오히려 자극할 수 있습니다.

또한 제로 음료를 많이 마시는 분들을 보면, 대부분 과거에 탄산음료를 자주 섭취했던 경향이 있습니다. 제로는 '해결책'이라기보다 '임시변통'에 가깝습니다. 실제로 많은 분들이 체중이 조금 줄어든 후 다시 일반 탄산음료로 되돌아가는 경우도 적지 않습니다.

궁극적으로 건강한 체중과 식습관을 유지하기 위해서는 '단 음료에 대한 의존 자체를 끊는 것'이 필요합니다. 체중이 세 자리를 넘는 고도비만 환자라면 특히 더 그렇습니다. 다이어트 치료를 위해 약물을 사용하든, 운동과 식이요법을 하든, 최소한 '음료수는 끊겠다'는 결심은 해야 합니다.

'달콤한 중독'과의 이별을 준비하자

당류가 많은 음료는 단순한 기호식품이 아니라 중독을 일으킬 수 있는 물질로 봐야 합니다. 한번 익숙해진 단맛은 쉽게 떠나지 않고, 음료를 끊으면 짜증, 두통, 피로감, 집중력 저하 같은 금단 증상이 나타나는 경우도 있습니다. 이는 뇌가 그만큼 단맛에 의존하고 있다는 증거입니다.

물, 혹은 무가당 차, 탄산수 같은 대체 음료로 천천히 바꾸는 것도 방법입니다. 당장 완벽하게 끊지 못하더라도, 점진적으로 줄여가다 보면 뇌가 적응하고, 혀가 바뀌고, 몸이 달라집니다.

실제로 수개월간 음료수를 끊은 한 분은 시중의 음료수가 너무 달게 느껴진다고 말했습니다. 혀가 예민해지면서, 원래의 감각을 되찾는 것이죠. 그때부터는 건강한 식습관이 자연스럽게 유지되고, 체중도 더 쉽게 유지할 수 있습니다.

지금 내가 마시는 한 잔의 음료가 내 건강을 좌우할 수 있습니다. 고도비만에서 벗어나고 싶다면, 당과의 전쟁에서 반드시 승리해야 합니다.

소아청소년 비만,
당류와의 전쟁

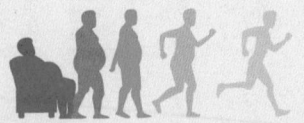

공부 때문에 찐다?
소아청소년 비만의 진짜 원인

운동 부족만으로 설명할 수 있을까?

　자제분의 체중 상담을 위해 진료실에서 상담을 하다 보면 어머님들이 자주 하시는 말이 아무래도 하루 종일 공부만 하고 운동이 부족해서 그렇지 않을까 하는 추측입니다. 물론 신체 활동량의 감소는 비만에 분명 영향을 줄 수 있습니다. 하지만 최근 10대의 비만 증가 원인을 '공부와 운동 부족' 탓으로만 돌리기에는 무리가 있습니다. 통계로도 확인할 수 있는데 2010년 이후 학교에서 체육시간은 비슷하거나 오히려 늘었는데도 소아청소년 비만율이 같은 기간에 2배 이상 늘었기 때문이죠.

오히려 주목해야 할 것은 같은 기간 동안 가공식품, 설탕 음료 등의 고당류 간식 소비량이 급증한 것인데요. 식약처의 2023 식품소비행태 조사에 따르면 10~19세 청소년의 설탕 섭취량은 하루 평균 60g 이상으로, 이는 WHO 권고치 25g의 2배 이상입니다. 즉 움직이지 않아서가 아니라, 먹는 것에 대한 경계가 적어서 살이 찌고 있을 가능성이 더 높다는 것이죠.

하루 한 잔 정도는 괜찮지 않을까

자, 그럼 우리 아이들은 무엇을 먹고 있을까요? 많은 청소년들은 쉽게 아침을 거르고, 점심은 학교 급식으로, 오후엔 편의점에서 음료나 간식을 사 먹는 것이 일상입니다. 요새 아이들은 탄산음료는 기본이고 커피도 마시고, 에너지 드링크도 마시고, 전문점에서 밀크티도 사 마시는 것 같습니다. 식약처 식품영양성분 데이터베이스의 당류 함량을 보실까요.

음료	당류 함량(g)
공차 블랙 밀크티 + 펄	92g
스타벅스 모카 프라푸치노 톨	61g
칠성사이다 500㎖	52g
덴마크 초코우유	29g

이런 음료들을 하루 한 잔씩만 마셔도 하루 권장 당류량을 훌쩍 넘기게 되고, 그 당류는 대부분 소모되지 않은 채 체지방으로 축적됩니다. 당류는 특히 복부비만과 간의 지방 축적에 영향을 주기 때문에 단순한 살이 찐 '외형의 문제'를 넘어 대사증후군, 인슐린 저항성, 비알코올성 지방간을 걱정해야 하는 주범입니다. 실제로, 10대 청소년 중 체중이 정상인데도 내장지방이 높은 경우도 심심치 않게 볼 수 있습니다.

영양성분표 확인을 습관화하자

단순히 '음료를 마시지 마라' '간식을 그만 먹어라' 하는 식의 통제는 예민한 청소년기에 반감만 불러일으킬 수가 있습니다. 대신 부모님들이 먼저 아래의 질문을 스스로 해보시면 좋습니다.

- 집 냉장고에는 어떤 종류의 음료가 상시 대기 중인가?
- 우리 아이가 마시는 음료에는 당이 얼마나 들어 있는가?
- 당류 음료를 무가당 음료로 대체할 수 있는 효과적인 방법은 없을까?

그러면서 부모님들부터 제품 라벨을 보고 영양성분표를 확인해 보시는 것이 좋습니다. 아이와 함께 영양성분표의 당류를 확인하는 것을 일종의 게임이나 루틴처럼 만드는 것도 좋은 전략이구요. 시판되는 음료가 아닌 카페나 전문점의 음료를 주로 마시고 있다면 해당 카페의 홈페이지에 들어가 고시된 당류를 확인하면서 대화를 나눠보는 것도 좋겠습니다.

우리 아이가
몰래 마시는 당

┌
우리 애는 단 걸 별로 안 좋아해요

'파워02'라고 하는 이온음료를 들고 정말 들어오기 싫은 표정으로 엄마와 함께 들어온 여자 중학생이 있었습니다. 어머님의 반응은 하나같이 '우리 애는 식사와는 관계가 없다' '단 음식을 별로 좋아하지 않는다'라고 하셨죠. 이런 경우는 '당류'가 무엇인지 잘 모르고 있는 경우입니다. 우리가 보통 과자나 아이스크림처럼 대놓고 단 음식은 조심하게 됩니다. 하지만 아이들이 가장 자주 그리고 무의식적으로 섭취하는 당류는 거의 다 '음료수'에 숨어 있다고 해도 과언이 아닙니다.

1년이면 체중이 얼마나 늘어날까요?

당류는 칼로리로 따지면 1g당 4kcal입니다. 하루 50g의 당류만 여분으로 추가 섭취한다면 하루에 200kcal가 추가되는 것이죠. 이걸 1년으로 환산해 보면?

- 200kcal x 365일 = 7만 3,000kcal
- 지방 1kg을 만들기 위해 필요한 칼로리는 약 7,700kcal
- 결과적으로 9~10kg의 체중증가로 이어질 수 있습니다.

하루 한 잔의 음료가 1년에 약 10kg의 차이를 만든다는 것은 결코 과장이 아니죠. 진짜 무서운 건 아이가 '단 것'을 먹고 있다는 사실조차 모르는 것입니다. 위의 이온음료를 들고 온 여학생처럼 말이죠.

음료 광고의 문제

여름이 다가오면 TV와 인터넷, 지하철 곳곳에서 이온음료 광고가 쏟아집니다. 땀을 흘린 멋진 운동선수들이 시원하게 한 모금 마시는 장면, 청량한 색감의 음료가 투명한 컵에 담겨 반짝이는 모습, 그리고 '수분과 전해질을 빠르게 보충한다'는 문구까지. 이러한 광고들은 이온음료가 마치 건강에 좋은 음료인 것처럼 우리에게 각인을 시키려고 노력합니다.

하지만 제품의 영양성분표를 자세히 살펴보면 대부분의 이온음료에는 상당량의 당류가 포함되어 있습니다. 예를 들어 시중에서 쉽게 구할 수 있는 대표적인 이온음료 한 병에는 약 25~30g 정도의 당류가 들어 있는데, 이는 각설탕 7~8개에 해당하는 양이고 콜라와 비슷한 정도입니다.

광고에서는 이온음료가 마치 물보다 더 건강한 선택인 것처럼 표현하지만, 실제로는 일반적인 상황에서는 물이 가장 좋은 수분 보충 음료입니다. 이온음료는 마라톤, 축구 등 장시간 격렬한 운동을 하거나, 탈수 위험이 높은 상황에서만 제한적으로 섭취하는 것이 바람직하고 그 외의 경우에는 이온음료 대신 물이나 무가당 차를 마시는 것이 건강에 훨씬 더 이롭습니다.

결국 이온음료의 '건강한 이미지'는 광고와 마케팅 전략의 결과일 뿐, 실제로는 당류가 많이 들어 있어 자주 마실 경우 혈당을 높이고 체중증가에 기여할 수 있습니다. 따라서 시판 음료를 마실 때는 꼭 영양성분표를 확인하고 내 몸에 들어가는 성분 하나하나를 꼼꼼히 따져보는 지혜가 필요합니다.

당류가 집중력을 망친다!
뇌과학으로 보는 당의 영향

┌
 단 걸 먹으면 머리가 더 잘 돌아갈까?

　시험 기간이 되면 아이들은 초콜릿이나 단 음료를 더 자주 찾습니다. 저 때도 그랬지만 부모님이 오히려 집중력에 도움이 된다며 단 것들을 더 많이 챙겨주시기도 했구요. 그도 그럴 것이 '당을 먹어야 뇌에 영양분이 간다, 두뇌 회전에 도움이 된다'는 말을 오랫동안 들어왔기 때문입니다.

　하지만 이는 반은 맞고 반은 틀린 말입니다. 물론 우리의 뇌가 기본적으로 포도당을 주요 에너지원으로 사용하는 건 맞습니다. 그렇다고 해서 많은 당을 먹을수록 두뇌 활동이 더 빨라지는 것은 성립하지 않습니다. 오히려 설탕이나 액상과당 같은 단순당을 다량 섭취하면 혈당이 급격하게 올라갔다가 급락하면서 의도치 않은 '저혈당 사태'가 올 수도 있습니다. 이때 아이들은 집중력 저하, 짜증, 졸림, 무기력함을 경험하게 되구요. 즉, 당은 단기적으로 각성이 되는 느낌을 줄 수는 있지만, 바로 그 후에 찾아오는 컨디션의 저하가 더 문제가 되는 것입니다.

실제로 아이들의 뇌에선 무슨 일이 벌어질까?

2015년 예일대 소아정신과 연구팀은 흥미로운 실험을 진행했습니다. 청소년을 대상으로 고당 간식을 섭취시킨 후, 기억력과 주의력 테스트를 시행한 결과, 단순당을 섭취한 그룹이 복합당이나 무당 그룹보다 집중시간과 문제 해결 능력에서 더 낮은 점수를 보인 것입니다. 또한 뇌 MRI상에서도 고당 섭취 후에는 집중력, 판단력을 담당하는 전두엽의 활성도가 감소한 것으로 나타났습니다.

그 외에도 고당 섭취는 청소년기의 도파민 시스템에 영향을 끼쳐 쾌락에 대한 민감도를 떨어뜨리고, 결과적으로 더 자극적인 음식, 더 강한 만족감을 추구하게 만드는 악순환을 유도합니다. 쉽게 말해, 자극에 길들여진 뇌는 평범한 공부에는 점점 흥미를 잃게 되는 것이죠.

집중력을 높이고 싶다면 오히려 당을 줄이자

결론적으로 집중력을 높이고 싶다면 당류 섭취를 줄이는 것이 좋습니다. 특히 공부할 때 습관적으로 당이 들어간 커피나 밀크티를 마시는 행위나, 쉬는 시간에 스낵류 섭취로 리프레시하는 행위를 줄일 필요가 있습니다.

부모님이 챙겨주신다면 오히려 간식으로 과일이나 견과류, 오트밀 바 같은 복합 탄수화물을 제공하시는 것이 좋고 시험 기간에는 간식보다는 수면과 수분 보충에 집중하게 하시는 것이 좋습니다.

아이들은 자신이 먹는 것이 뇌에 직접 영향을 준다는 사실을 잘 모릅니다. 하지만 부모가 그 원리를 이해하고 선택지를 바꿔준다면 아이도 스스로의 컨디션 변화를 느끼며 점점 현명한 선택을 할 수 있을 것입니다.

한 달, 우리 가족
당류 줄이기 챌린지

┌
아이만 바꿔서는 바뀌지 않습니다

먹지 말라고 해도 밖에서 사 먹는 것까지 컨트롤하기가 힘들다, 걔 의지가 약한 걸 어쩌겠냐는 말을 진료실에서 자주 듣습니다. 하지만 아이의 식습관은 가정환경의 영향을 절대적으로 받을 수밖에 없습니다. 특히 초·중학생 아이의 당류 섭취는 '혼자서' 조절하기에는 이미 많은 노출이 이루어져 있습니다. 2022년 한국영양학회 자료에 따르면 가정의 식품 선택과 음료 구매 패턴이 청소년의 당류 섭취에 직접적인 영향을 미친다고 되어 있습니다. 특히 부모가 고당류 음료를 자주 섭취할수록 자녀의 섭취 확률은 최대 3.1배까지 증가하죠. 예를 들어 집에 콜라 페트병과 이온음료 페트병, 오렌지 주스 페트병이 항상 냉장고에 있으면 아이도 밖에서 비슷한 패턴으로 구입할 가능성이 높아진다는 것입니다.

가족 단위 실천이 가져오는 진짜 변화

따라서 진짜 변화는 '가족 전체의 실천'에서 시작됩니다. 아이 혼자 하라고 닦달하는 게 아니라 '엄마 아빠도 같이 해볼게'라고 말해주는 것, 그게 아이에게는 가장 강력한 설득이자 위로가 될 수 있습니다. 특히 먹는 것과 관련된 습관은 단지 '정보'로는 바뀌지 않을 가능성이 높습니다. 대신 누가 함께하고 있는가 하는 '감정적 환경'이 결정적 영향을 미칠 수 있습니다.

예를 들어 부모가 단 음료를 즐겨 마시면서 아이에게는 콜라를 마시지 말라고 한다면 아이 입장에서는 그 메시지가 와닿기가 힘듭니다. 실제로 가족이 함께 당을 줄이기 시작하면 아이는 심리적으로 외롭지 않다는 느낌을 받겠죠. 한 달 동안 콜라를 몇 번 덜 마셨냐보다는 '그때 가족이랑 같이 미션 했었지', 혹은 '아빠가 간식 대신 오이 썰어줬던 거 기억나' 하는 정서적 기억이 훨씬 오래갑니다. 이런 감정은 아이가 자라서도 자신의 식습관을 돌아보게 만드는 내면의 기준점이 될 가능성이 높고요.

아래는 4주, 한 달간 가족이 같이할 수 있는 당류 줄이기 챌린지 플랜입니다. 한 달간의 작은 실천이 단지 건강한 식사 선택을 넘어서 아이의 삶 전반에 '내가 나를 돌볼 수 있다'는 자기효능감을 심어주는 씨앗이 되면 좋겠습니다.

4주간 실천 가능한 가족 챌린지 플랜!

1주 차 미션: 우리 집 음료 당류 파악하기

- 냉장고에 있는 음료, 편의점에서 자주 사는 음료 리스트를 작성
- 라벨을 보고 당류⁹ 확인해 보기
- 가장 높은 제품과 가장 낮은 제품 비교
- 함께 알아낸 결과를 냉장고에 붙여보기

→ **목적**: 현재의 소비 습관을 인식하는 것이 첫걸음

2주 차 미션: 하루 한 잔, 물로 바꾸기

- 하루에 마시는 음료 중 하나를 '물' 또는 무가당 차로 바꾸기
- 탄산수나 레몬 물도 OK _{단, 무가당 조건}
- 실천 성공하면 가족이 서로 스티커나 스탬프 찍어주기

→ **목적**: 당류 줄이기의 실질적 변화 시작 + 긍정적 피드백 경험

3주 차 미션: 무가당 간식 만들기 체험

- 주말에 가족과 함께 '당 안 들어간 간식 만들기'
- 예: 구운 고구마, 무가당 요거트 볼, 오트밀 바, 미니 김밥 등
- SNS나 가족 단톡방에 사진 공유해 보기

→ **목적**: '단맛 없이도 즐겁다'는 경험 제공

4주 차 미션: 주말 외식 메뉴 당 줄이기

- 외식 시 당류 적은 메뉴 고르기 음료 대신 물, 후식 생략
- 외식 후, "오늘 우리가 줄인 당류는 몇 g일까?" 게임처럼 맞혀보기
- 가족별 칭찬 릴레이: 가장 현명한 선택을 한 사람 칭찬하기

→ **목적**: 실생활 속 판단력 강화 + 가족 간 격려 문화 조성

설탕세,
국가가 나서야 할 이유

당류 섭취, 개인의 책임만으로 돌릴 수 있을까

당류가 건강에 좋지 않다는 건 제가 강조하지 않아도 이미 많은 분들이 알고 있는 사실입니다. 하지만 우리 사회는 아직도 먹는 건 개인의 선택이라는 인식에 머물러 있죠. 그러나 인지하지 못하는 사이 우리의 행동 하나, 결정 하나가 많은 정책과 광고에 좌우되기 때문에 이 인식을 사회적으로 전환시킬 필요가 분명히 있습니다.

예를 들어 당류가 많이 섭취된 음료의 주타깃은 우리의 아이들입니다. 광고에 더 많이 노출되기도 하고 학교 근처,

학원가의 편의점 등 접근성이 높으며 가격도 그리 높지 않습니다. 이런 환경을 만들어 놓고 '그냥 안 사 먹으면 되잖아'라는 말이 정당할 수 있을까요?

특히 저소득층이나 영양교육이 부족한 가정에서는 환경에 의한 선택이 더 크게 왜곡될 수밖에 없습니다. 2022년 한국영양학회 보고서에 따르면 저소득층 가구 청소년의 가공음료 섭취 비율은 일반 가정보다 2배 이상 높으며 당류 섭취량도 평균 30% 이상 더 많았습니다. 건강은 개인의 문제이지만 그 환경은 국가와 사회가 만들어야 할 책임인 것이죠.

세계는 이미 '설탕세'를 도입하고 있다

설탕세 Sugar tax를 들어보신 적이 있나요? 설탕세는 설탕이 많이 들어간 음료나 가공식품에 별도의 세금을 부과하는 정책입니다. 이로 인해 고당류 식품의 소비를 억제하고 건강한 식품 선택을 유도하는 것을 목표로 합니다. 대표적인 도입 사례들을 보면 다음과 같습니다.

멕시코

- **2014년 세계 최초 설탕세 도입**
- 청량음료 소비량이 **1년 만에 약 12% 감소**
- 저소득층에서 감소폭이 더 컸음

영국

- **2018년** 'Soft Drinks Industry Levy' 시행
- 음료 회사들이 세금 회피를 위해 **제품 내 당류 함량을 낮추기 시작**
- 1년 만에 고당류 음료 비율 **약 30% 감소**

프랑스

- 2012년 설탕세 도입 이후
- 당분 함량이 높은 제품 매출 감소 + 저당 제품 매출 증가
- 장기적으로 **비만률 증가 억제 효과** 나타남

비슷한 사례는 또 있습니다. 2015년 우리나라도 정부의 금연 종합대책의 일환으로 2,500원이었던 담배가 4,500원으로 대거 인상된 일이 있었습니다. 반발도 심했지만 효과

는 확실했는데요. 패널 고정효과 분석 연구에 따르면 2015년 가격 인상 후 전체 흡연자의 일평균 흡연량이 약 3.6개비 줄었으며, 소득 수준별로도 모든 계층에서 흡연량이 유의미하게 감소했다는 결과가 있었습니다. 마찬가지로 현재 3,000~4,000원쯤 하는 프라푸치노 음료가 8,000원이 된다면 접근성이 낮아져 고당류 음료 소비를 줄이는 데 기여할 수 있을 것으로 보입니다.

한국은 왜 아직 도입하지 못했을까?

설탕세를 도입하지 못한 이유는 여러 가지가 있습니다.

먼저 자유시장 논리 침해라는 반대가 가장 크고 이에 편승해 음료와 제과 업계에서도 로비를 할 가능성이 있습니다. 그들은 가격의 문제가 아니라 영양교육이 우선이라는 논리를 제시하겠죠. 정부도 정치적으로 부담이 되는 것은 마찬가지입니다. 물가 상승이 우려되기도 하고 세금이라는 단어에서 오는 자연스러운 국민 반감을 우려하며 선뜻 시행에 나서지 못하고 있습니다.

하지만 그사이, 우리 아이들의 건강은 위협받고 있습니

다. 2023년 청소년 건강행태 조사에 따르면 우리나라 고등학생의 비만율은 2010년 9.5%에서 2023년 18.2%로 두 배 가까이 증가했으며 특히 가공 음료를 하루 1회 이상 마시는 비율은 전체 학생의 63%에 달했습니다.

개인의 습관 교정만으로는 해결이 되지 않는 문제입니다. 국민 건강을 위한 시스템 설계에는 국가적 개입이 반드시 필요합니다.

에필로그

한 방이 아닌 지속 가능한 다이어트를 위하여

지금까지 다이어트는 주로 특정 음식을 먹거나 먹지 않는 데에만 초점을 맞추어 진행되어 왔습니다. 그러나 이제는 이러한 방식에서 벗어나 평생 동안의 자기관리와 체중관리를 목표로 한 새로운 접근이 필요합니다. 이는 특정 다이어트 업체나 영양제에 의존하거나, 운동만으로 해결할 수 있는 문제가 전혀 아닙니다.

현대의 비만치료제와 의료 기술의 발달로 인해, 체중감량을 전문적으로 지원하는 병원을 활용하면 보다 안전하고 효과적으로 체중을 감량할 수 있는 시대가 되었습니다. 병원에서의 체중관리의 핵심은 단순히 체중을 줄이는 데서 끝나지 않고, 전반적인 건강을 우선시하며 지속 가능한 방식을 추구한다는 점입니다. 이는 단순히 약물에만 의존하지 않고, 점진적으로 식단을 개선하며 건강한 생활 방식을 습관화하는 과정을 포함합니다.

저는 지난 5년간 한 자리에서 다이어트 주치의로 일하며 5,000명 이상의 환자와 체중관리에 대해 논의해 왔습니다. 이를 통해 얻은 가장 중요한 통찰 중 하나는 체중에는 고정된 값이 없으며, 지속적인 체크와 관리가 필수적이라는 사실입니다. 체중을 단순히 숫자로만 생각하면 강박이 생기기 쉽고, 이는 음식을 지나치게 제한하거나 나중에 폭식으로 이어질 수 있는 원인을 제공합니다. 체중은 하루에도 여러 요인으로 변할 수 있다는 점을 인정하고, 이를 스트레스 요인으로 삼기보다 자신의 기분과 생활 패턴을 안정적으로 유지하는 것이 중요합니다.

약물 치료는 식욕억제와 같은 일시적인 도움을 줄 수 있지만, 궁극적으로는 개인이 식사를 스스로 조절할 수 있어야 합니다. 원하는 체중 근처를 유지하기 위해서는 약물 복용 이후에도 꾸준한 노력이 필요하다는 점을 진료실에서 항상 강조드립니다.

따라서 단순히 숫자를 내리겠다는 '다이어트'가 아니라,

약물과 생활 습관의 조화를 통해 '건강한 체중을 유지'하는 것이 목표가 되어야 합니다.

체중관리의 지속성을 위해 가까운 곳에 체중관리를 전담하는 주치의를 두는 것도 좋은 방법입니다. 이러한 주치의는 체중뿐만 아니라 혈압이나 혈액검사 등을 통해 전반적인 건강 상태를 체크하며, 건강검진까지 함께 받을 수 있는 일석이조의 효과를 제공합니다. 이러한 체계적인 관리가 가능한 시스템이 앞으로 지역 거점별로 점차 확산될 것이라 기대합니다.

다이어트는 특정 명의를 찾아야 하는 분야가 아닙니다. 오히려 자신의 몸을 잘 이해하고, 인생 전반에 걸친 체중관리의 중요성을 함께 논의할 수 있는 주치의를 만나는 것이 가장 중요합니다. 꼭 제가 아니더라도 그런 주치의를 만나 평생의 건강을 함께 관리할 수 있기를 바라며 이 글이 여러분의 다이어트 여정에 작게나마 도움이 되었기를 바랍니다.